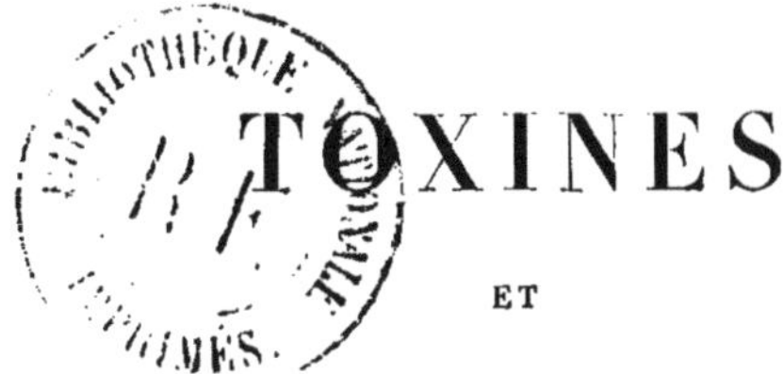

TOXINES

ET

ANTITOXINES

TOXINES

ET

ANTITOXINES

PAR

M. NICOLLE

E. CÉSARI — C. JOUAN

de l'Institut Pasteur.

MASSON ET Cie, ÉDITEURS

LIBRAIRES DE L'ACADÉMIE DE MÉDECINE

120, BOULEVARD SAINT-GERMAIN, PARIS

1919

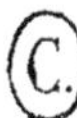

AVANT-PROPOS

Ce livre constitue moins un résumé précis des travaux classiques qu'un exposé *original* des recherches que nous avons longtemps poursuivies avec nos amis.

On y trouvera des descriptions, presque toutes nouvelles, qui ont nécessité de très nombreuses expériences, ainsi que des vues d'ensemble, qui ne sont pas davantage le fruit d'une improvisation hâtive.

Nos collaborateurs voudront bien accepter la dédicace de cet ouvrage, où leur nom se rencontre à chaque pas, témoin de leur activité.

Nous prions notre éditeur, M. Masson, d'agréer nos sincères remerciements pour l'empressement et les soins apportés à l'impression de notre livre.

Paris, juillet 1919.

BIBLIOGRAPHIE

Nous indiquons, ci-dessous, la liste des principales publications qui servent de base documentaire personnelle à notre ouvrage et qui seront éventuellement désignées sous le nom de « travaux du laboratoire », sans plus de détails.

Mémoires parus dans les *Annales de l'Institut Pasteur*.

1896. — M. NICOLLE. Préparation de la toxine diphtérique.

1906. — M. NICOLLE. Études sur la morve expérimentale du cobaye (avec un mémoire complémentaire, en 1907).

1907. — M. NICOLLE. Contribution à l'étude du « phénomène d'Arthus ».

1907. — M. NICOLLE, G. ABT et E. POZERSKI. Une conception générale des anticorps et de leurs effets.

1910. — M. NICOLLE et H. MOUTON. Note sur la toxine et l'antitoxine tétaniques.

1910. — M. NICOLLE et C. JOUAN. A propos de l'action de la chaleur sur les antitoxines.

1910. — M. NICOLLE et C. TRUCHE. Note sur la conservation des toxines solubles.

1911. — M. NICOLLE et E. POZERSKI. Sur le sort des composants du suc pancréatique, au cours de son activation.

1911. — M. NICOLLE et G. LOISEAU. Les facteurs de toxicité des bactéries. — I. Étude des bacilles diphtériques.

1911. — M. NICOLLE et A. BERTHELOT. Étude sur le venin du *Trimeresurus riukiuanus*.

1911. — C. TRUCHE et E. ALILAIRE. Immunité héréditaire de la chèvre, vis-à-vis de la ricine.

1912. — M. NICOLLE, G. LOISEAU et P. FORGEOT. Les facteurs de toxicité des bactéries. — II. Étude des bacilles de Preisz-Nocard.

1912. — P. FORGEOT et E. CÉSARI. Nouveau procédé de diagnostic des infections à bacilles de Preisz-Nocard.

1912. — E. CÉSARI et V. ALLEAUX. Études sur le bacille de Schmorl. — I. Rôle pathogène, cultures, biologie.

1912. — E. CÉSARI. Études sur le bacille de Schmorl. — II. Expériences sur le cobaye.

1912. — M. NICOLLE et C. TRUCHE. Deuxième note sur la conservation des toxines solubles.

1913. — E. Césari. Études sur le bacille de Schmorl. — III. Expériences sur le lapin.
1913. — M. Nicolle. L'autolyse (étude de biologie générale).
1913. — E. Alilaire. Autolyse des colibacilles.
1913. — A. Salimbeni. Préparation de « toxines solubles » par autolyse.
1913. — G. Truche. Études sur la ricine. — I. Préparation de sérums antitoxiques, leur activité.
1913. — M. Nicolle et E. Césari. Études sur la ricine. — II. Intoxication ricinique chez le cobaye.
1914. — J. Dumas. Études sur les staphylocoques. — I. Parallèle entre divers staphylocoques dorés, d'origine humaine et animale.
1914. — M. Nicolle et E. Césari. Études sur les staphylocoques. — II. Toxicité des échantillons décrits dans le mémoire précédent. Vue d'ensemble sur les staphylocoques dorés.
1914. — E. Alilaire. Études sur la ricine. — III. Hypersensibilité à la ricine.
1914. — H. Agulhon. Études sur la ricine. — IV.
1915. — H. Agulhon. Études sur la ricine. — V.
1915. — M. Nicolle, E. Césari et Mlle A. Raphaël. Études sur le vibrion septique et le *bacterium Chauvæi.*
1916. — J. Camus, E. Césari et C. Jouan. Études sur le venin du *crotalus adamanteus.*
1916. — M. Nicolle, E. Debains et G. Loiseau. Études sur le bacille de Shiga.

Mémoires parus dans le *Journal de Physiologie et de Pathologie générale.*

1914. — M. Nicolle et E. Césari. Études sur la toxicité et l'hémotoxicité des sérums normaux et des antisérums. — I. Sérum normal de bœuf.
1914. — M. Nicolle et E. Césari. Études sur la toxicité et l'hémotoxicité des sérums normaux et des antisérums. — II. Trois types de « sérum anticobaye ».
1915. — M. Nicolle et E. Césari. Études sur la toxicité et l'hémotoxicité des sérums normaux et des antisérums. — III. Antisérums divers. Conclusions générales.

Ouvrages didactiques.

1901. — M. Nicolle. Éléments de microbiologie générale (O. Doin, Paris).
1902. — M. Nicolle et P. Remlinger. Traité de technique microbiologique (O. Doin, Paris).

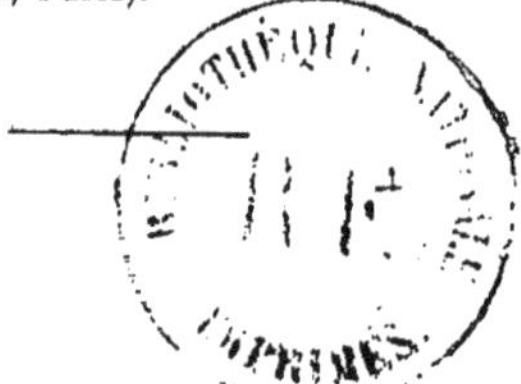

TOXINES ET ANTITOXINES

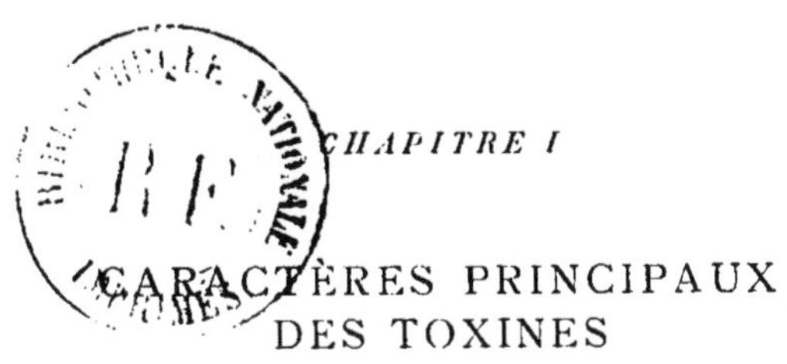

CHAPITRE I

CARACTÈRES PRINCIPAUX DES TOXINES

Sous le nom de toxines, on entend une catégorie spéciale de poisons, sécrétés par les cellules animales, végétales et microbiennes, poisons qui jouissent des propriétés suivantes.

Ils déterminent, chez les animaux sensibles, des accidents d'aspect très varié, que nous espérons avoir réussi à classer en un nombre très restreint de groupes bien définis. Pour l'expérimentateur, familiarisé avec le maniement des toxines, il est parfois aisé de reconnaitre leurs effets *intra vitam* et *post mortem*, de dire, sans crainte d'erreur : voici un sujet atteint d'empoisonnement cobraïque, ce cobaye a reçu de la toxine tétanique dans la patte, ce lapin offre les lésions cæcales caractéristiques de la toxine du bacille de Shiga.... Mais, habituellement, on ne saurait discerner si les animaux malades se trouvent sous l'influence de toxines ou de poisons d'autre nature. La période incubatoire, qui n'appartient, somme toute, qu'à la minorité des « intoxinations », s'observe après l'administration de divers composés chimiques, même minéraux. La présence d'eschares sèches, révélatrice de quelques toxines, aurait plus de valeur, selon nous. Au fond, ce n'est pas dans les apparences anatomo-cliniques qu'il faut rechercher la signature des agents nuisibles dont nous parlons.

Les toxines sont inoffensives, cela va sans dire, pour les espèces jouissant de l'*immunité naturelle*; toutefois, au sein de ces collectivités, il peut exister des individus sensibles, comme on découvre des sujets réfractaires parmi les groupes susceptibles (*sensibilité et immunité naturelles anormales*).

Il est généralement facile, quand on sait s'y prendre, d'accoutumer l'organisme aux toxines; des quantités considérables seront alors supportées impunément, après un certain temps. N'oublions point, cependant, que l'on rencontre parfois l'hypersensibilité, phénomène essentiellement « indésirable », quand on espérait provoquer l'état réfractaire. *Immunité et hypersensibilité acquises offrent un caractère* strictement *spécifique*; elles ne sont pas particulières au monde des toxines, mais s'y présentent, on doit l'avouer, avec une fréquence et une intensité bien curieuses.

Ce qui distingue réellement le monde des toxines, c'est la faculté d'engendrer des *antitoxines*, c'est le pouvoir que possède le sérum des sujets immunisés de transmettre, passivement, la résistance spécifique, même aux animaux les plus sensibles (à ceux dont l'immunisation active peut demeurer quasi impossible).

Comment se présentent les toxines? Tantôt, il s'agit de sécrétions *matériellement* évidentes (venins), tantôt de sécrétions *logiquement* évidentes (filtrats microbiens), tantôt d'extraits cellulaires obtenus par macération simple, compression, broyage, autolyse.... Au lieu d'expérimenter avec ces *toxines solubles*, on peut utiliser les cellules toxigènes elles-mêmes (corps microbiens, notamment) et parler, alors, de *toxines solides*. Toxines solubles et toxines solides constituent des mélanges fort complexes. On y rencontre parfois plus d'un poison spécifique, on y trouve d'ordinaire des enzymes variés, on s'aperçoit enfin que toxines et enzymes sont englobés dans une gangue albuminoïde, que nous désignons sous le nom volontairement imprécis de *substance fondamentale*.

Les toxines solubles se comportent très différemment au regard des *agents physico-chimiques*. Si la température de 55° (1/2 heure) les affecte peu en général, la majorité d'entre elles ne tarde point à fléchir dès qu'on atteint 75°-80°. Il faut, alors, injecter des doses croissantes pour tuer les animaux et la mort survient souvent avec retard. Vers 100°, l'altération du poison est habituellement profonde; des quantités considérables peuvent demeurer inefficaces. Certaines toxines supportent, cependant, une ébullition plus ou moins longue, sans grand dommage (venin de cobra). Quelques-unes résistent énergiquement aux acides, voire minéraux (venin de cobra, ricine, abrine); d'autres perdent leur activité puis la récupèrent, dans un temps variable (après neutralisation), soit totalement (poison diphtérique, poison du bacille de Shiga), soit partiellement (poison staphylococcique); beaucoup restent détruites pour toujours. Mêmes différences dans la résistance à la lumière, aux oxydants, aux réducteurs, à divers composés chimiques, au vieillissement, à l'autolyse (voir les travaux du laboratoire sur la conservation des toxines et sur l'autolyse). On constatera sans étonnement que les poisons spécifiques, susceptibles de tuer *per os*, sont insensibles au regard des sucs digestifs et de la bile (toxine botulique, ricine, abrine).

Les toxines solides très actives se comportent, pratiquement, comme les toxines solubles. Les toxines peu actives, représentant des poisons plus ou moins énergiquement fixés dans le contenu cellulaire, déterminent des lésions spéciales, sur lesquelles nous insisterons.

La *fragilité* ne constitue point une propriété essentielle des toxines; elle ne leur appartient pas en propre; on ne saurait cependant méconnaître sa signification diagnostique.

Les toxines amènent la mort à des *doses* extrêmement variables, selon leur espèce. Affaire d'activité ou de concentration? Il est impossible de le dire, puisqu'on ne sait point les obtenir pures.

CHAPITRE II

EFFETS DES TOXINES « SOLUBLES »

Nous considérerons *trois éventualités* différentes, selon que les toxines envahissent l'organisme par effraction des *parties molles* (tissu cellulaire, muscles), par introduction dans le *système circulatoire* (et, notamment, dans les veines) ou en empruntant des *voies moins habituelles*. Puis, nous esquisserons la *physiologie pathologique de l'intoxication* dans ses modalités variées, générales et locales.

A. — EFFRACTION DES PARTIES MOLLES

Réalisée lors de *morsures* ou de *piqûres d'animaux venimeux* et lors d'*injections expérimentales de venins et de toxines diverses.*

Les *conséquences* varient à l'infini, suivant la nature et la dose du poison, d'une part, la nature et la résistance du sujet atteint, d'autre part. Pour les exposer avec ordre, il convient de distinguer, tout d'abord, les *cas suraigus*, où l'évolution des accidents se compte par heures, voire par minutes; les *cas aigus*, où elle se compte par jours; les *cas lents*, enfin, où elle se compte par semaines — division évidemment schématique, mais que rend nécessaire la complexité du sujet. Il convient aussi de donner un aperçu des *lésions locales*, consécutives à l'injection sous-cutanée et très insuffisamment décrites dans les travaux des auteurs.

I. — *CAS SURAIGUS*

Ils comprennent ceux chez lesquels l'incubation, toujours brève, se trouve parfois réduite à sa plus simple expression. Quelques « croquis » en donneront, pensons-nous, une idée suffisante.

Nous envisagerons parallèlement, ici comme dans ce qui suivra, l'*intoxication naturelle de l'homme* et l'*intoxication expérimentale des animaux de laboratoire*.

a) EFFETS DES VENINS TYPES DE COLUBRIDÉS.

I. — **Homme, mordu par un cobra ou par un bungarus cœruleus.**

Engourdissement local, avec douleur plus ou moins vive. Faiblesse croissante; nausées, vomissements, salivation; respiration lente et superficielle; myosis. — État paralytique, débutant par la langue et le larynx, se généralisant rapidement et pouvant atteindre une très grande intensité (décubitus, inertie complète). Arrêt respiratoire définitif, après un nombre d'heures variable.

A l'autopsie, œdème rosé local, lésions d'asphyxie suraiguë.

[Dans les *cas curables*, les accidents, alarmants ou non, se dissipent ordinairement assez vite.]

II. — **Lapin, injecté sous la peau (ou dans les muscles) avec divers venins de colubridés.**

(Cobra, *naja bungarus*, *bungarus cœruleus*, *sepedon haemachates*, *enhydrina valakadien*, *enhydris curtus*.)

Polypnée, hébétude, immobilité. — Train antérieur affaissé,

tête tombante, membres postérieurs relevés (attitude caractéristique). Regard fixe; paralysie de plus en plus complète de l'orbiculaire des paupières; quand on touche la cornée, l'œil se ferme donc de plus en plus incomplètement, puis demeure ouvert; *mais* il se voile alors par le jeu de la membrane nyctitante. — Quelques mouvements convulsifs du train postérieur, déterminant une culbute en avant (paralysie du train antérieur). La tête s'incline, le corps la suit, l'animal gît sur le côté. — Respiration ample, laborieuse, contradictoire. Le sujet réagit au bruit, moins bien à la piqûre. Myosis; souvent légère salivation. — Respiration de plus en plus lente, superficielle et saccadée. Convulsions asphyxiques. Soif d'air. Mydriase. Arrêt définitif de la respiration.

A l'autopsie, congestion du foie et des veines abdominales. Le cœur bat; le sang se coagule dans les délais habituels. Nerfs phréniques en général excitables, mais moins que normalement; nerfs sciatiques souvent intacts. — On sait que la *respiration artificielle* permet de prolonger la vie; les nerfs deviennent alors de plus en plus paresseux et, finalement, ne répondent plus aux courants d'induction.

[Dans les *cas curables*, on observe, transitoirement, de la polypnée, de la stupeur et une paralysie incomplète de l'orbiculaire des paupières.]

III. — Cobaye, injecté sous la peau (ou dans les muscles) avec les mêmes venins.

Phénomènes analogues. Polypnée; hébétude, immobilité. — « Aplatissement »; tête à terre; disparition précoce du réflexe cornéen. Animal mou, mais non flasque, réagissant aux excitations par des mouvements de plus en plus faibles. — Quelquefois, vomissements spasmodiques, pouvant durer une heure; rejet de mucus clair. Quelquefois, rhonchus dans la poitrine. — Chute sur le côté; respiration embarrassée... comme pour le lapin.

[*Remarque*. — Les venins de colubridés sont rarement exempts de toute trace de poison vipérin; d'où localement, lors d'injection sous-cutanée (chez le cobaye comme chez le lapin), eschare soit verdâtre soit violacée, plus ou moins humide, siégeant sur un œdème mou, généralement peu étendu.]

IV. — Animaux à sang froid, injectés sous la peau (ou dans les muscles) avec les mêmes venins.

Grenouille. — Paralysie respiratoire, puis motrice ; paupière inférieure relevée. Le cœur bat encore pendant longtemps, parfois pendant plusieurs jours (battements entretenus par la respiration cutanée).

Serpents. — Le cobra se montre peu sensible à son propre venin et à celui du *bungarus cœruleus.* Le bothrops peut succomber à l'injection de venin de cobra (Calmette).

Poissons. — Paralysie respiratoire et motrice (exemple : venin d'*enhydrina*).

b) EFFETS DES VENINS DE VIPÉRIDÉS.

I. — Homme, mordu par divers serpents de cette classe.

(*Crotalus adamanteus*, *lachesis lanceolatus*, *lachesis alternatus*, *lachesis flavoviridis*, daboïa, *echis carinatus.*)

Douleur locale, de plus en plus violente et s'irradiant au loin. Tuméfaction à marche extensive, qui envahit le membre et gagne ensuite le tronc : aspect contusiforme. Faiblesse des jambes, sueurs froides, nausées, vomissements. Décubitus, soif vive, voix cholérique. Somnolence. Congestion des muqueuses externes ; hémorragies par diverses voies. Collapsus, hypothermie, pouls petit et irrégulier. La respiration s'embarrasse progressivement. — Mort en quelques heures.

A l'autopsie, vaste infiltrat sanguinolent local. Congestion des viscères ; hémorragies variées. Sang liquide.

[Dans les *cas curables*, les phénomènes généraux ne s'atténuent que lentement et la lésion locale constitue une source de complications infectieuses. Le pronostic doit toujours demeurer réservé, d'autant que la guérison n'est souvent qu'apparente — voir plus loin, cas aigus et lents.]

II. — Lapin, injecté sous la peau (ou dans les muscles) avec des échantillons très coagulants des venins de daboïa et de divers lachesis.

Convulsions violentes, cris, chute sur le côté, exorbitis, deux ou trois inspirations profondes, soif d'air, mydriase, perte du réflexe cornéen, arrêt respiratoire définitif.

A l'autopsie, congestion du foie et des veines abdominales. Le cœur bat, ordinairement. Caillots volumineux dans les cavités cardiaques et les gros troncs vasculaires des trois circulations. Poumons exsangues.

[Tableau anatomo-clinique de la « rigidité du sang ». — Mêmes phénomènes, chez le *cobaye* et le *pigeon*; inconnus chez les animaux plus volumineux (Cunningham).]

III. — **Lapin, injecté sous la peau (ou dans les muscles) avec des échantillons moins coagulants (ou une dose plus faible) des venins qui précèdent ou avec les autres venins de vipéridés (même à forte dose).**

Polypnée, hébétude, faiblesse des membres. — Titubation, « aplatissement », chute sur le côté, dyspnée. Narcose de plus en plus profonde, yeux mi-clos. Réaction à la piqûre, mais pas au bruit. Respiration superficielle, avec des pauses de plus en plus fréquentes. — Convulsions asphyxiques. Perte du réflexe cornéen (à ce moment seulement), soif d'air, arrêt respiratoire.

[Avec certains venins, hémorragies (hématurie surtout). *Loco læso*, lors d'injection sous-cutanée, réaction très variable, liée au pouvoir escharifiant. Parfois, presque rien (piqueté violacé sur un œdème tantôt minime, tantôt nul); ailleurs, nécrose humide, marquée ou non, dont la description sera donnée plus loin].

A l'autopsie, congestion violente des viscères abdominaux; fréquemment, congestion pulmonaire. Le cœur bat. Hémorragies plus ou moins étendues, selon les venins, faisant défaut avec quelques-uns. Sang liquide, pouvant contenir : de gros caillots, de petits caillots, des caillots microscopiques, rien. Ce sang liquide n'offre jamais trace de fibrinogène, en dehors ou en l'absence des caillots. — Lorsque les animaux meurent brusquement, par rigidité du sang (*supra*), on dit qu'ils succombent pendant la *phase positive*; lorsqu'ils meurent plus lentement, avec un sang liquide (contenant ou non des caillots), on dit qu'ils succombent pendant la *phase négative*.

Cette phase négative s'obtient constamment, quelle que soit la dose de venin, si on s'adresse aux poisons ophidiens qui ne déterminent jamais la rigidité du sang, même dans les veines (*lachesis flavoviridis*, *lachesis gramineus*, *crotalus adamanteus*); elle s'obtient, par un choix approprié des doses, pour les autres poisons. — Rappelons que, *post mortem*, les nerfs phréniques et sciatiques se montrent toujours excitables et que la *respiration artificielle* demeure ici totalement inefficace.

[*Cas curables.* — La guérison n'est généralement qu'apparente et les animaux succombent après un temps variable.]

Les phénomènes observés chez le *cobaye* sont à peu près les mêmes que chez le lapin ; à noter, cependant, l'état du ventre, qui apparaît gros, tendu et douloureux dans la plupart des cas.

Divers venins (celui de la vive, celui de l'araignée diadème, par exemple) semblent tout à fait comparables aux venins des vipéridés.

IV. — Animaux à sang froid, injectés sous la peau (ou dans les muscles) avec des venins de vipéridés.

Grenouille. — Assez mauvais réactif pour distinguer, cliniquement, les venins de vipéridés des venins de colubridés. Toutefois, après la mort, le diagnostic peut se faire par la présence assez fréquente d'hémorragies (localement et à distance) et, surtout, par la réponse normale des troncs nerveux (courants induits).

Serpents. — Le cobra est peu sensible au venin de daboïa; le cobra et le *bungarus cœruleus* succombent à l'injection de venin de crotale ou de bothrops (fortes doses-Calmette). Pour tuer le *crotalus terrificus*, il faut employer le venin de dix crotales; le venin de *crotalus terrificus* amène facilement la mort des divers serpents brésiliens, sauf le mussurrana, qui pourrait être utilisé pour détruire le *crotalus terrificus* (et les *lachesis*, au poison desquels il se montre également réfractaire-V. Brazil). — Quand on fait mordre les crotales nord-américains (*crotalus adamanteus*) par eux-mêmes, on obtient 3 cas de mort sur 4 ; quand on leur injecte leur propre venin, 3 sur 3 (Weir Mitchell).

Poissons. — Certains venins les tuent facilement, en particulier celui de l'*ancistrodon piscivorus*.

c) EFFETS DES VENINS DE COLUBRIDÉS, CONTENANT DU POISON VIPÉRIN.

(*Bungarus fasciatus, pseudechis porphyriacus, notechis scutatus.*)

Suivant la dose injectée, ces venins font périr les animaux sur la table (*rigor sanguinis*) ou rapidement (avec des symptômes rappelant surtout l'intoxication vipéridienne). Le pouvoir curarisant n'apparaît en pleine lumière que chez les sujets immunisés contre le composant coagulant (expériences d'Arthus).

II. — *CAS AIGUS*

Les symptômes éclatent après un « temps mort ». Cette *incubation* peut être *due à la dose choisie* (toxines susceptibles de tuer rapidement dans les veines) *ou à la nature* même *du poison* (toxines qui déterminent, sous la peau, l'eschare sèche; toxines qui n'engendrent pas de lésion cutanée). Ici encore, quelques « raccourcis » sont indiqués pour fixer les idées.

a) EFFETS DES VENINS DE VIPÉRIDÉS.

I. — **Homme, mordu par un daboïa.**

Nécrose locale. Hémorragies variées (intestin, rein). Emaciation progressive. Affaiblissement : le malade s'éteint.

II. — **Lapins, injectés sous la peau (ou dans les muscles) avec divers venins de vipéridés (faibles doses).**

(Daboïa, *echis carinatus*, *lachesis* variés, crotales.)

Le jour même, peu ou pas de phénomènes généraux; lésion locale liée à la nature du venin. Puis, émaciation, faiblesse générale, quelquefois hémorragies, quelquefois œdèmes, quelquefois kérato-conjonctivite. Battements cardiaques faibles et irréguliers. Albuminurie, sang fréquemment incoagulable. — Dans certains cas, somnolence dès le lendemain de l'injection et aboutissant plus ou moins vite à un coma mortel; ailleurs, phénomènes respiratoires survenant inopinément et enlevant, en peu de temps, le sujet déjà très débilité.

A l'autopsie, hémorragies inconstantes; sang liquide ou non; atrophie des viscères; reins toujours fort altérés.

[Mêmes accidents, chez le *cobaye* et le *pigeon*. Mêmes accidents, d'habitude, chez les animaux de laboratoire, avec le venin de *bungarus fasciatus* (le composant coagulant masquant presque toujours l'élément curarisant). — *Absence de cas aigus avec les venins de colubridés.*]

b) EFFETS DES TOXINES MICROBIENNES QUI DÉTERMINENT, SOUS LA PEAU, L'ESCHARE HUMIDE.

[Poisons des staphylocoques (jeunes lapins), des vibrions, du b. pyocyanique, du vibrion septique, *du b. Chauvæi*, du b. tuberculeux (Ostrowsky) et, *avant tout*, du b. de Preisz-Nocard.]

Cobaye, injecté sous la peau (ou dans les muscles) avec ces toxines.

Dans la journée : formation d'une eschare humide (appréciable lors d'injection sous-cutanée). — Après 12-15 heures, hébétude, poil piqué, anorexie, ventre gros, tendu, douloureux. Puis, coma progressif; survie dépassant rarement 48 heures.

A l'autopsie, congestion des viscères abdominaux, d'autant plus violente et plus hémorragique que l'animal succombe plus vite. Congestion pulmonaire inconstante. Sang normal. Nécroses hépatiques habituelles; elles constituent, avec les altérations rénales, les seules lésions des sujets qui traînent quelques jours.

[*Cas curables.* — Emaciation, parfois très marquée; hébétude et anorexie pendant 12-24 heures.]

(Le *lapin* offre des symptômes analogues, mais la tension et la douleur de l'abdomen font toujours défaut.)

c) EFFETS DES TOXINES MICROBIENNES QUI DÉTERMINENT, SOUS LA PEAU, L'ESCHARE DU TYPE V (VOIR PLUS LOIN).

Lapin, injecté sous la peau (ou dans les muscles) avec le poison du bacille de Shiga.

(Seul exemple caractéristique.)

Dans la journée, formation d'une eschare (inconstante, d'ailleurs, même pour les cas mortels). Puis, émaciation croissante. Phénomènes nerveux et intestinaux, tantôt isolés, tantôt associés (Paralysie du train antérieur, caractéristique. Diarrhée continue, souvent sanguinolente). Affaissement terminal, pouvant durer deux jours et davantage : paralysie complète, narcose, hypothermie.

Post mortem, altérations cæcales que Dörr a bien décrites (œdème, hémorragies, nécrose de la muqueuse), lors de diarrhée; sinon, rien de spécial macroscopiquement.

[*Cas curables.* — Paralysies transitoires. Diarrhée modérée, pendant un ou deux jours.]

d) EFFETS DES TOXINES QUI DÉTERMINENT, SOUS LA PEAU, L'ESCHARE SÈCHE.

(Poison diphtérique, ricine, abrine, crotine.)

I. — Cobaye, injecté sous la peau (ou dans les muscles) avec ces toxines.

Formation, lente, d'une eschare sèche, lors d'injection sous-cutanée. — Après 12-15 heures, hébétude, poil piqué, anorexie, polypnée, ventre gros, tendu, douloureux (surtout avec les toxines végétales). — Puis, stupeur, faiblesse croissante; mort lente, dans le coma; ou rapide, par troubles respiratoires; ou subite, quand on manipule le sujet (surtout avec la toxine diphtérique).

A l'autopsie, congestion plus ou moins marquée des viscères abdominaux (maxima avec les toxines végétales, souvent limitée au foie et aux surrénales avec la toxine diphtérique). Tuméfaction des plaques de Peyer, qui sont plus ou moins hyperémiées. Gonflement et rougeur des ganglions rétropéritonéaux. Épanchement pleural habituel (surtout avec la toxine diphtérique). Nécroses hépatiques. Sang normal. Le cœur bat, sauf dans le cas de mort subite.

[*Cas curables.* — Phénomènes généraux transitoires; parfois, guérison apparente et éclosion ultérieure de paralysies, dans le cas du poison diphtérique.]

II. — Lapin, injecté sous la peau (ou dans les muscles) avec les mêmes toxines.

Formation, progressive, d'une eschare sèche, lors d'injection sous-cutanée. — Après 12-15 heures, somnolence, anorexie (diarrhée, dans la moitié des cas, avec la ricine). — Puis, mort lente en état comateux ou troubles respiratoires inopinés et brutaux.

Mêmes *lésions* essentielles que chez le cobaye; mêmes réflexions quant aux *cas curables*.

[La ricine et la crotine tuent la *grenouille* et les *poissons*, l'abrine sans doute aussi, mais les auteurs sont muets à ce sujet.]

La toxine de l'*amanita phalloïdes* semble très voisine des poisons végétaux dont il vient d'être question.

e) EFFETS DES TOXINES QUI NE DÉTERMINENT PAS D'ESCHARE SOUS LA PEAU.

(Poisons botulique et tétanique, affectant, électivement, le système nerveux.)

I. — Animaux, injectés sous la peau (ou dans les muscles) avec la toxine botulique.

Lapin. — Incubation liée à la dose. Paralysies variées. Mydriase, aphonie, dysphagie. Salivation. Mort par troubles respiratoires suraigus. Quand on injecte de grandes quantités de poison, incubation courte, accès de dyspnée subit et rapidement fatal.

Cobaye. — Mêmes phénomènes. Dans les cas curables, tout se borne à un état de mollesse musculaire caractéristique, prédominant au niveau de la paroi abdominale.

Pigeon. — Parésie des ailes, puis paralysie générale; ptosis, vomissements, asphyxie terminale.

[Aucune lésion spéciale *post mortem*, à l'œil nu.]

II. — Cobaye, injecté sous la peau (ou dans les muscles) avec la toxine tétanique.

(Les descriptions « classiques » sont remarquables par leur brièveté. C'est pourquoi, sans entrer dans des détails qui trouveront place ailleurs, nous avons cru devoir énumérer complètement les caractères essentiels de ce type d'intoxication. Nous supposons le cas d'un animal injecté, au niveau des gastrocnémiens, avec la dose de poison qui tue après 4 ou 5 jours.)

Incubation de 24 heures. Premier signe : pied relevé, plante regardant en haut et en dehors. La *déformation* atteint ensuite la jambe, la cuisse, la région lombaire homologue (jamais l'autre patte, comme chez la souris, contrairement à l'opinion courante); elle se manifeste par la flexion, puis l'extension des articles du membre malade (lequel se trouve finalement déjeté en dehors), par l'incurvation des reins (concavité tournée du côté tétanique) et par des déformations compensatrices (dos voûté; courbure thoracique, à concavité tournée du côté sain). *Rigidité musculaire*, cédant au massage; *épaississement des parties molles.* Impotence fonctionnelle, bientôt absolue. *Phénomènes d'hyperexcitabilité générale.* Quand on saisit le sujet à pleine main, le tronc se raidit, les oreilles s'appliquent sur les côtés du crâne, l'animal pousse un cri bref et aigu. — *Crises* convulsives, à la pression du pied et de la jambe, à la flexion ou l'extension du cou-de-pied et du genou, jamais à la piqûre ou à la brûlure des parties molles. Au début, les crises se traduisent par des mouvements rythmiques de la patte saine (flexion et extension alternatives); puis, il s'y joint du renversement de la tête en arrière, avec oscillations ou rotations alternatives; enfin, apparaissent aussi des mouvements peu rythmiques des membres antérieurs. Les crises sont de plus en plus violentes, douloureuses, épuisantes (anhélation, tumulte cardiaque, flaccidité, état semi-comateux temporaires), jusqu'au déclin de la maladie où elles s'atténuent et disparaissent. Elles se traduisent encore autrement. Mis sur la table, l'animal part comme une flèche, tombe, se relève et continue sa fuite rectiligne jusqu'au premier obstacle rencontré. Ce caractère *procursif* est dû à la contraction automatique et rythmée des pattes, surtout de la patte postérieure saine. — La mort s'annonce par des *phénomènes parétiques.* Les sujets, mous, indifférents, restent couchés sur le ventre, les pattes antérieures écartées; de temps en temps, ils rampent en trémulant; de temps en temps, accès de raideur. La température baisse; la respiration s'embarrasse et s'arrête à un moment donné.

Post mortem, le cœur bat. Lésions d'asphyxie. *Persistance de la déformation et de la rigidité.*

Lorsque la mort survient plus vite, la déformation et la rigidité sont maxima après un ou deux jours, mais on n'observe pas d'incurvation du tronc. Après un ou deux jours également, phénomènes d'excitation, bientôt suivis d'accidents parétiques.

Cas curables. Parfois, simple déformation locale, qui peut être bornée au pied. Ailleurs, cette déformation s'étend davantage et se complique de crises, éventuellement violentes, mais jamais suivies de phénomènes parétiques. Après un certain temps, la rigidité ne cède plus au massage (contracture vraie); elle disparaît très lentement et, avec elle, la déformation qui en est la conséquence.]

Chez le lapin, même symptomatologie essentielle.

III. — Tétanos expérimental de l'homme et du cheval.

On sait que, *chez l'homme*, le tétanos traumatique offre habituellement le type généralisé d'emblée, s'annonçant par le trismus et la raideur de la nuque. Les cas à début local peuvent cependant s'observer. Sans parler du tétanos céphalique et de sa curieuse paralysie faciale, nous rappellerons les observations de tétanos de laboratoire, notamment celle de M. Nicolas (de Lyon) : piqûre au doigt, avec une aiguille de seringue chargée de toxine; après quatre jours d'incubation, tétanos de la main; puis accidents classiques, ne commençant à s'améliorer que vers le vingtième jour et finissant par guérir.

Chez le cheval; le tétanos traumatique offre encore, habituellement, le type généralisé d'emblée, s'annonçant ici par la rétraction de l'œil, que voile plus ou moins la membrane nyctitante et par l'élévation de la queue (queue à l'anglaise). Les cas à début local ne sont cependant pas rares, surtout lors d'inoculations expérimentales.

IV. — Tétanos expérimental de la grenouille.

(Injection dans le sac lymphatique dorsal.)

Incubation très longue; maladie très longue aussi. *Tétanos généralisé* d'emblée et habituellement précédé de parésie des membres. Rigidité très marquée (on peut maintenir l'animal horizontal, en le prenant par le bout des pattes postérieures). La moindre excitation (simple souffle) provoque une crise de raideur.

A l'étuve, les phénomènes évoluent plus vite; *à la glacière*, ils font totalement défaut.

[Chez le *pigeon*, le *tétanos* est toujours *généralisé* d'emblée.]

III. — CAS LENTS

Tantôt l'intoxication revêt de suite un caractère progressif, tantôt elle succède à des accidents aigus qui ont paru guérir ou, tout au moins, s'atténuer.

Nous ne citerons que les *exemples les plus caractéristiques.*

a) EFFETS DES VENINS DE VIPÉRIDÉS.

Émaciation croissante, cachexie, albuminurie, parésies. Mort habituelle par troubles rénaux, quelquefois par complications infectieuses d'origine locale ou générale. Guérison rare.

b) EFFETS DE LA TOXINE DU BACILLE DE SHIGA.

(Chez le lapin.) — Affaiblissement progressif. Paralysies fréquentes, mais pouvant guérir avant la mort. Diarrhée chronique exceptionnelle. Les animaux succombent presque toujours, le plus souvent par invasion de « germes de sortie » (*pasteurella*, pneumocoque).

c) EFFETS DE LA TOXINE DIPHTÉRIQUE.

Émaciation croissante. Paralysies fréquentes (parfois après guérison apparente), demeurant localisées ou se généralisant, incomplètes d'ordinaire. Mort par cachexie ou par accidents respiratoires d'allure aiguë. Guérison liée, pour une bonne part, aux soins que reçoivent les animaux.

d) EFFETS DE LA TOXINE BOTULIQUE.

Paralysies pouvant durer très longtemps, mais guérissant volontiers.

IV. — CARACTÈRES DES LÉSIONS LOCALES

Suivant leur nature, les toxines animales, végétales et microbiennes, introduites sous la peau des animaux, ne produisent aucune réaction visible (venins de colubridés exempts de poison vipérin, poisons botulique et tétanique) ou bien déterminent la formation d'eschares, soit sèches, soit humides.

L'*eschare sèche* n'est engendrée que par la ricine, l'abrine, la crotine et la toxine diphtérique.

L'*eschare humide* s'observe après injection des venins de vipéridés (et des venins de colubridés contenant du poison vipérin), comme après injection de divers poisons microbiens. Lorsque ces toxines sont naturellement faibles, artificiellement affaiblies ou administrées trop discrètement, l'eschare humide se trouve remplacée par ce que nous appelons le *type V* (V = tache violette initiale). Entre l'eschare humide la plus caractéristique et le type V, on rencontre tous les intermédiaires possibles. Le type V représente donc le « mode mineur » de l'eschare humide.

Les toxines à eschare sèche tuent toujours sous la peau, mais avec incubation; elles tuent, *a fortiori*, dans les veines (avec incubation, ici encore).

Selon les cas, les toxines à eschare humide tuent sous la peau (après un temps très variable, fonction de leur nature et de la dose choisie) ou ne tuent pas (poisons trop faibles). Elles tuent toujours dans les veines, si on en injecte assez. Les toxines à type V tuent rarement sous la peau (poison du bacille de Shiga); elles tuent d'ordinaire dans les veines, pour une dose suffisante.

L'injection hypodermique des toxines provoque volontiers l'apparition de *complications* (locales et générales) *d'origine infectieuse.* L'un de nous a si souvent insisté sur ces complications qu'il nous suffira de renvoyer aux études publiées par lui et par ses collaborateurs.

L'eschare humide de la peau se rencontre chez les sujets (hommes et animaux) mordus par les vipéridés; l'*eschare musculaire* également. Nous ne dirons rien de cette dernière, qu'elle soit de nature humide ou sèche. L'aperçu suivant n'aura donc trait qu'aux nécroses cutanées.

a) ESCHARES HUMIDES.

Elles n'offrent expérimentalement le caractère hémorragique que chez le lapin, auquel on injecte certains venins de vipéridés. Ces mêmes venins déterminent des lésions identiques chez l'homme et les grands animaux mordus.

I. — Eschare humide hémorragique du lapin.

Dans la journée : œdème mou, volumineux; tache violette ou verte, étendue, avec érosions acajou, humides; à la coupe, liquide sanguinolent. — Le lendemain : tache brun violet ou pourpre foncé, érosions sépia. — Puis : l'eschare fonce, noircit, sèche; l'empâtement diminue, durcit et s'aplatit; l'eschare tombe, démasquant un ulcus atone sur base indurée; cicatrisation progressive.

II. — Eschare humide non hémorragique, au maximum d'intensité.

[La plupart des venins de vipéridés. Certains venins de colubridés, à poison vipérin associé. Diverses toxines bactériennes : poisons des staphylocoques, des vibrions, du b. pyocyanique, du « b. rouge de Fortineau », du vibrion septique, du *b. Chauvæi*, du b. de Schmorl (cobaye), du b. de Preisz-Nocard, du b. tuberculeux(Ostrowsky).]

Chez le lapin. — Dans la journée : œdème mou, volumineux; tache étendue, verdâtre ou saumonée, luisante, cerclée de rouge brun ou de lie de vin. — Le lendemain : tache vert sale, humide, bordée de brun foncé ou de violet sombre. — Puis : aspect de parchemin mouillé; l'eschare sèche ensuite, fonce, noircit... comme plus haut.

Chez le cobaye (Caractère plus humide que chez le lapin). — Dans la journée : œdème mou, volumineux; tache étendue, bleu verdâtre, cerclée de violet; l'épiderme se détache vite et démasque une surface suintante, nacrée ou saumon sale, entourée d'un cercle lie de vin ou rouge brun (écoulement de liquide sanguinolent, par l'orifice de la piqûre, dans le cas des venins de vipéridés et des toxines du vibrion septique et du *b. Chauvæi* — seul « phénomène hémorragique » observé chez le cobaye). — Le lendemain : « peau morte », ivoire sale ou vert grisâtre, cerclée de sépia. — Puis : aspect de parchemin mouillé; l'eschare sèche ensuite, fonce,.... (*ut supra*).

III. — Transition vers le type V.

[Poisons faibles ou affaiblis de la même nature que précédemment; poisons actifs, à dose insuffisante pour réaliser l'eschare humide caractéristique.]

Dans la journée : œdème plus ou moins marqué; tache violacée ou verte, luisante (cerclée de rouge brun chez le *cobaye*, diffuse chez le *lapin*). — Le lendemain : tache un peu humide. — Puis : l'eschare brunit, noircit..., etc., etc....

IV. — Type V.

[Poisons faibles ou affaiblis de la même nature que précédemment; poisons actifs à dose minime. Poisons incapables de déterminer une autre lésion, quelle que soit la dose injectée (toxines des b. du groupe coli-Eberth, du b. de Shiga, des b. encapsulés, du b. de la morve, du b. charbonneux asporogène, du b. de la peste, des *pasteurellæ*, du gonocoque et du méningocoque, du *coccus melitensis*, du pneumocoque...).]

Dans la journée : œdème habituellement peu étendu; tache violette (nuances diverses). — Le lendemain : la tache commence à brunir. — Puis : l'eschare fonce, noircit, etc., etc. (*cobaye-lapin*).

b) ESCHARE SÈCHE.

(Ricine, abrine, crotine, toxine diphtérique.)

Chez le cobaye. — Dans la journée : à peine épaississement tardif de la peau. — Le lendemain : œdème mou, plus ou moins étendu; pâleur et humidité épidermiques localisées. — Le surlendemain : croûtelles ambrées. — Puis : l'eschare brunit, noircit; l'empâtement forme un disque ferme qui l'enchâsse. Chute de l'eschare; ulcus atone sur base indurée; cicatrisation lente.

Chez le lapin. — Œdème plus volumineux, d'où durée plus longue du stade de macération épidermique.

Avec les poisons faibles ou affaiblis, avec les poisons actifs à dose minime, on n'observe qu'un empâtement peu accentué, sur lequel siègent des croûtelles qui recouvrent de simples érosions.

Notons, pour terminer, que les *ulcérations* consécutives aux eschares sèches se réparent bien moins vite que celles qui succèdent aux eschares humides.

B. — INTRODUCTION DANS LE SYSTÈME CIRCULATOIRE

(Et, notamment, dans les veines.) Presque toujours du domaine expérimental. Nous distinguerons, ici encore, les *cas suraigus*, *aigus* et *lents*.

I. — *CAS SURAIGUS*

Ils correspondent à l'injection des venins et à l'injection de nombreuses toxines microbiennes incapables d'amener une mort rapide (voire d'amener la mort) quand on les introduit sous la peau.

a) EFFETS DES VENINS TYPES DE COLUBRIDÉS.

Mêmes phénomènes que lorsqu'ils pénètrent dans le tissu cellulaire ou dans les muscles. Il s'y ajoute un retard de la coagulation du sang, dont les auteurs ont exagéré la fréquence et la portée théorique.

b) EFFETS DES VENINS DE VIPÉRIDÉS.

I. — Lapin, injecté dans les veines avec les types coagulants.

(Coagulation constante, ici, pour les poisons de daboïa, de *bitis arietans*, d'*echis carinatus*, de *crotalus terrificus* et de divers *lachesis*.)

Mort immédiate, par rigidité du sang.

(Effet semblable, chez le *cobaye* et le *pigeon*.)

II. — Lapin, injecté dans les veines avec les types non coagulants, à forte dose.

[Ou, au maximum de *maturité*, à dose mortelle simple (voir M. Nicolle et A. Berthelot — recherches sur le venin de *trimeresurus riukiuanus*).]

Symptômes de shock brutal, comme dans le cas précédent. Convulsions moins violentes. Sang liquide, contenant des caillots minuscules (phase négative).

(Chez le *cobaye*, la mort n'est presque jamais aussi rapide.)

III. — Lapin, injecté dans les veines avec les types coagulants ou non coagulants, à dose modérée.

On retrouve la symptomatologie déjà décrite en étudiant l'intoxication par la voie sous-cutanée. Avec le venin de *crotalus adamanteus*, le cours des accidents est rapide et régulier. On peut distinguer trois stades très nets, dont voici les caractéristiques principales. Agitation, puis hébétude. Faiblesse des membres postérieurs. Myosis. Congestion des muqueuses apparentes et des oreilles. Quelquefois, hématurie. — Narcose. Dyspnée. Pâleur des muqueuses et des oreilles. Mydriase. — Gêne croissante de la respiration, puis arrêt définitif.

A l'autopsie, hémorragies intenses et étendues. Sang liquide, ne contenant plus trace de caillots ni de fibrinogène (phase négative maxima).

[*Cas curables*. — Hébétude, dyspnée, incoagulabilité temporaire du sang; la guérison n'est souvent qu'apparente.]

IV. — Cobaye, injecté dans les veines avec les venins précédents.

Stupeur, exorbitis, immobilité. — Titubation, « aplatissement »; frémissements lombo-fessiers. — Chute sur le côté, disparition de l'exorbitis, dyspnée. Ventre gros, tendu, douloureux. — Narcose, gêne croissante de la respiration... comme chez le lapin (lésions analogues).

c) EFFETS DES VENINS DE COLUBRIDÉS, CONTENANT DU POISON VIPÉRIN.

Mêmes phénomènes que pour l'injection sous-cutanée ou intramusculaire.

d) EFFETS DE DIVERSES TOXINES MICROBIENNES.

Ces toxines, introduites *dans le tissu cellulaire*, *produisent l'eschare humide* [poisons des staphylocoques, des vibrions, du b. pyocyanique, du « b. rouge de Fortineau », du vibrion septique, du *b. Chauvæi*, du b. de Schmorl, du b. de Preisz-Nocard, du b. tuberculeux (Ostrowsky)] *ou le type V* [poisons des b. du groupe coli-Eberth, du b. de Shiga, des b. encapsulés, du gonocoque et du méningocoque...].

I. — Lapin, injecté dans les veines, à forte dose.

(Mort très rapide.) Stupeur, incertitude des mouvements. — Chute sur le côté, perte de connaissance, convulsions. — Respiration superficielle, de plus en plus rare. Soif d'air. Disparition du réflexe cornéen. Arrêt définitif de la respiration.

A l'autopsie, congestion du foie et des veines abdominales. Poumons pâles. Le cœur bat ou non. Coagulation du sang retardée ou non. Éventuellement, fins caillots dans les cavités cardiaques.

(A noter, l'*inefficacité de la respiration artificielle*, toutes les fois qu'elle a été essayée.)

II. — Lapin, injecté dans les veines, à dose moindre.

Dans certains cas, phénomènes immédiats transitoires (agitation, puis hébétude et polypnée).

Après une heure environ, diarrhée fréquente, parfois profuse. — Stupeur, « aplatissement », narcose, dyspnée. — Chute sur le côté, dyspnée croissante... mort.

A l'autopsie, congestion plus ou moins marquée (quelquefois hémorragique) des viscères abdominaux. Souvent, liquide diarrhéique dans l'intestin. Poumons pâles. Le cœur bat; le sang se coagule lentement (d'ordinaire, caillot mou).

[*Cas curables.* — Tantôt, accidents immédiats, se dissipant plus ou moins vite; tantôt, après une heure environ, état de somnolence assez peu durable avec ou sans diarrhée; tantôt enfin, après une heure encore, diarrhée momentanée pure et simple, mais éventuellement colliquative.]

III. — Cobaye, injecté dans les veines, à forte dose.

Rarement : raideur générale, raptus, perte du réflexe cornéen, deux ou trois inspirations profondes, arrêt respiratoire. — Congestion plus ou moins marquée des viscères abdominaux. Poumons pâles. Le cœur bat ou non. Coagulation du sang retardée ou non. Éventuellement fins caillots intracardiaques.

Le plus souvent : excitation, mâchonnement, cris, défécation, miction, respiration saccadée. — Hébétude, immobilité, souvent parésie des membres postérieurs. — L'animal saute verticalement, d'un bloc, tombe, se relève, saute deux à trois fois ou bien chancelle et « s'aplatit ». — Finalement, décubitus latéral, respiration de plus en plus rare et superficielle, convulsions, soif d'air... mort. — Congestion des viscères abdominaux. Poumons pâles. Le cœur bat; le sang se coagule lentement (d'ordinaire, caillot mou).

IV. — Cobaye, injecté dans les veines, à dose moindre.

(Rarement, phénomènes immédiats transitoires.) Après un temps variable, poil piqué, stupeur croissante, ventre gros, tendu, douloureux. — Narcose, dyspnée, quelquefois hématurie. Chute sur le côté, respiration de plus en plus embarrassée... mort.

A l'autopsie, congestion souvent violente, voire hémorragique, des viscères abdominaux; parfois hémopéritoine, fréquemment épanchement rosé intraabdominal. La vessie peut être remplie de sang. Poumons pâles. Le cœur bat; le sang se coagule lentement (d'ordinaire, caillot mou).

[*Cas curables.* — État de somnolence, qui peut durer deux heures.]

II. — *CAS AIGUS*

Il est intéressant de faire un *parallèle avec les cas aigus, consécutifs à l'injection sous-cutanée* (ou intramusculaire). Pour cela, nous classerons les toxines en quatre groupes.

a) VENINS ET TOXINES A ESCHARE HUMIDE (OU A TYPE V), SUSCEPTIBLES DE TUER SOUS LA PEAU.

Mêmes phénomènes essentiels que lors d'effraction des parties molles, *si la survie est égale*. De plus : possibilité d'accidents immédiats transitoires; intensité habituellement marquée des symptômes et lésions observés du côté de l'abdomen (d'où la fréquence de la diarrhée chez le lapin).

b) TOXINES A ESCHARE HUMIDE (OU A TYPE V), QUI NE TUENT PAS SOUS LA PEAU.

Même symptomatologie que dans le cas précédent.

c) TOXINES A ESCHARE SÈCHE.

Incubation plus courte, *pour une dose égale*; intensité habituellement marquée de la réaction abdominale (notamment avec la ricine).

d) TOXINES QUI NE DÉTERMINENT PAS D'ESCHARIFICATION LOCALE.

I. — Toxine botulique.

Incubation plus courte, *pour une dose égale.*

II. — *Toxine tétanique.*

Symptomatologie totalement différente, chez les animaux qui offrent un tétanos local après l'injection sous-cutanée (ou intramusculaire). Ils contractent, ici, le tétanos généralisé d'emblée.

Cobaye. — Incubation longue. Après un minimum de quarante-huit heures, *attitude caractéristique* : position assise, pattes antérieures raides et étendues. L'animal, « soudé », marche avec précaution sur le bout des orteils ; il rebondit quand on le laisse tomber. Chute au moindre obstacle; impossibilité de se remettre sur les pattes ; efforts répétés, aboutissant à une crise de raideur, suivie de convulsions et de flaccidité, avec dyspnée et cyanose. Quand on saisit le sujet, on perçoit de la rigidité générale et un frémissement très particulier; si on presse tant soit peu, la rigidité s'exagère et, presque aussitôt, apparaissent les phénomènes d'épuisement dont il vient d'être question. Dyspnée croissante, bâillements, hoquet; souvent, trismus. A la fin, l'animal demeure sur le flanc, les oreilles collées, les yeux mi-clos. Crises convulsives, hypothermie, coma profond, arrêt respiratoire.

[*Cas curables.* — Parfois phénomènes très accentués, ailleurs simplement attitude caractéristique; dans la première alternative, guérison lente.]

Lapin. — Même symptomatologie essentielle. Raideur générale, sujet haut sur pattes, oreilles dressées (transformation en lièvre — Borrel).... coma terminal.

III. — *CAS LENTS*

Aucune différence anatomo-clinique avec les suites des injections sous-cutanées et intramusculaires. On est frappé, dans tous ces types lents, de la tendance aux paralysies (ou, simplement, aux parésies), même avec les poisons qui ne semblent point porter, d'ordinaire, leur action sur le système nerveux.

C. — PÉNÉTRATION PAR DES VOIES PEU HABITUELLES

Presque toujours du domaine expérimental. Nous nous contenterons de mentionner les *cas les plus intéressants*.

a) VOIE CONJONCTIVALE.

Certaines toxines « prennent » sur la conjonctive (et la cornée), tantôt rapidement (venins de vipéridés), tantôt après incubation (crotine, ricine et surtout abrine — d'où l'emploi de cette dernière en ophtalmologie, pour déterminer une « inflammation substitutive »). Morax et Elmassian ont montré que le poison diphtérique pouvait engendrer des fausses membranes oculaires (après incubation), quand on l'instillait, de façon continue, pendant plusieurs heures.

b) VOIE DIGESTIVE.

Il n'y a guère qu'une toxine qui produise des effets caractéristiques après ingestion, c'est la *toxine botulique*. Rappelons brièvement les traits essentiels de l'empoisonnement naturel (homme) et l'empoisonnement expérimental (lapin et cobaye).

Homme. — Début des accidents 12-24 heures ou davantage après le repas toxique. Salivation. Paralysies variées, prédominant dans le domaine des nerfs crâniens (ptosis, mydriase, diplopie, troubles de l'accommodation, aphonie, dysphagie). Apyrexie. Absence de troubles sensitifs et intellectuels. Peu ou pas de symptômes gastro-intestinaux. Mort tantôt rapide (paralysie bulbaire), tantôt lente (dénutrition et complications diverses); guérison fréquente, mais habituellement tardive.

Lapin, cobaye. — Accidents déjà décrits. Mort plus ou moins rapide (lésions gastro-intestinales, souvent hémorragiques et ulcéreuses); guérison possible à la longue.

La *ricine* peut intoxiquer *per os*, mais à dose énorme; l'*abrine* plus difficilement encore.

c) VOIE NERVEUSE.

Injectée *dans le cerveau*, la toxine botulique détermine les mêmes effets qu'après introduction sous la peau. Chez le cobaye, la toxine tétanique se comporte comme si on l'avait administrée par la voie intraveineuse; chez le lapin, on observe, en plus, des hallucinations et des crises épileptiformes (Roux et Borrel). Pour les autres toxines, notamment celles qui peuvent tuer « sans incubation », l'injection intracérébrale représente d'ordinaire un mode d'empoisonnement très sévère et la mort est obtenue rapidement avec de faibles doses.

Injectée *dans la moelle* (ou mieux dans les racines postérieures, entre la moelle et le ganglion spinal), la toxine tétanique engendre le tétanos douloureux de Meyer et Ransom, après une incubation exceptionnellement brève : prurit, puis douleur intolérable au niveau de la zone cutanée correspondante; mort rapide, par épuisement. — Injecté *dans les nerfs*, le même poison agit à dose plus petite que sous la peau, mais produit des effets identiques. Injectée dans les nerfs, la toxine diphtérique détermine des paralysies (Meyer et Ransom).

d) VOIE VISCÉRALE.

Introduit dans le testicule, le foie, les parois des viscères creux (utérus, vessie, estomac), les séreuses splanchniques, le poison tétanique provoque le tétanos généralisé d'emblée (Borrel et Binot); introduit dans la trachée, le poumon, le diaphragme, il occasionne l'apparition d'accidents respiratoires rapidement mortels. Injectée dans le testicule ou la trachée, la toxine botulique se comporte comme lors d'administration sous-cutanée; injectée dans le péritoine, la plèvre, le poumon, elle engendre une paralysie précoce du diaphragme et amène la mort par suffocation brusque (Forssman). — Pour les autres toxines, notamment celles qui peuvent tuer « sans incubation », l'introduction dans les viscères (et les séreuses viscérales) représente le « mode mineur » de l'introduction dans le courant sanguin.

D. — PHYSIOLOGIE PATHOLOGIQUE DE L'INTOXICATION

La simple étude anatomo-clinique nous a permis de classer *toutes* les toxines connues en *trois groupes*, suivant qu'elles ne déterminent aucun effet local (du côté des parties molles) : *neurotoxines pures* — ou qu'elles engendrent des altérations nécrotiques : *toxines donnant l'eschare humide* (y compris le type V) et *toxines donnant l'eschare sèche.* On a vu, également, que certains poisons n'agissent qu'après un « temps mort » (toxines tétanique et botulique, toxines à eschare sèche), tandis que tous les autres peuvent tuer très rapidement, surtout s'ils pénètrent d'emblée dans la circulation (venins purs de colubridés, toxines à eschare humide et à type V). La classification des toxines se réduit donc, en dernière analyse, au simple tableau suivant.

POISONS	A INCUBATION	SANS INCUBATION
Neurotoxines pures	T. tétanique, t. botulique.	V. purs de colubridés
T. à eschare humide (et à type V).	Aucune.	Toutes.
T. à eschare sèche	Toutes.	Aucune.

Si l'on veut aller plus loin et pénétrer le *mécanisme des « intoxinations »*, il faut faire intervenir les expériences physiologiques; on se trouve alors sur un terrain moins solide, mais malgré les contradictions et les lacunes, il est possible de dégager des notions générales très satisfaisantes, ainsi qu'on va le voir. Pour les exposer, nous adopterons la classification qui précède.

I — *NEUROTOXINES PURES*

a) VENINS PURS DE COLUBRIDÉS.

Arrivant d'emblée ou secondairement dans le sang, ils se fixent rapidement sur les éléments sensibles à leur action (Heymans et ses élèves), mais s'éliminent aussi en partie par l'estomac (vomissements; toxicité du contenu gastrique — Lewin) et, sans doute, par d'autres émonctoires (salivation). Il semble bien que les troubles observés reconnaissent pour cause la seule lésion des plaques motrices. Certaines se prennent vite chez les divers animaux (orbiculaire des paupières, diaphragme); d'autres, suivant l'espèce en jeu; *toutes*, finalement, si la respiration artificielle permet la survie. C'est l'asphyxie qui cause la mort.

Les venins de colubridés agissent rapidement; ils sont détruits rapidement, quand on injecte des doses sublé-thales. Dans ce cas, on n'observe que la paralysie transitoire de l'orbiculaire et aucun autre accident, immédiat ou tardif.

b) TOXINE TÉTANIQUE.

Poison à incubation. Celle-ci peut se réduire, lorsqu'on porte directement la toxine dans les centres, mais dure encore un temps appréciable.

I. — Injection sous-cutanée ou intramusculaire.

Une partie de la toxine « monte » le long des nerfs (Meyer et Ransom, Marie et Morax), le reste est pris par la circulation. Il existe donc un *coefficient de partage*, susceptible d'acquérir, suivant les circonstances, des valeurs très diverses. Ceci posé, voici comment nous envisageons la physiologie pathologique des accidents. Chez les petits rongeurs, la portion qui monte le long des nerfs suffit pour déterminer le tétanos local; chez les grands animaux, elle demeure négligeable au regard de celle qui se trouve résorbée, sauf si l'on injecte des quantités considérables de toxine. Chez la grenouille, l'énorme développement des sacs lymphatiques fait pencher exclusivement la balance du côté circulation. Chez le pigeon, l'affinité médiocre du poison pour les neurones engendre le même résultat, par un mécanisme opposé. M. Nicolle et Pozerski ont montré, jadis, que chez les cobayes qui reçoivent quotidiennement 1/50 de la dose mortelle de toxine, le tétanos local peut faire défaut, alors qu'on observe des accidents de tétanos généralisé; il faut donc une certaine quantité de poison pour provoquer le tétanos local, même dans le cas des petits rongeurs. Chez les cobayes, recevant d'emblée la dose mortelle, la « fraction qui monte » atteint les centres médullaires correspondants et l'intoxication de ceux-ci se révèle par la raideur musculaire, l'épaississement des parties molles et l'augmentation de réflectivité (provoquée par les pressions ou les mouvements passifs au niveau du membre tétanique). La « fraction prise par la circulation » est résorbée au niveau de l'ensemble des terminaisons nerveuses; elle produit d'abord les phénomènes d'hyperexcitabilité générale, puis les phénomènes parétiques, enfin l'arrêt respiratoire mortel. Rien n'indique un cheminement de la toxine à travers la moelle jusqu'au bulbe, ainsi que l'admettent divers auteurs. Notons que les expériences invoquées par eux ont été faites avec le chat, animal chez lequel, après injection du poison dans une patte postérieure, on voit se prendre, successivement, l'autre patte postérieure, les deux pattes antérieures et la musculature cervicale. Il est fort possible que l'ascension intramédullaire de la toxine, très limitée pour telle espèce, s'accomplisse plus ou moins aisément pour telle autre; *avant toute recherche physiologique, la clinique doit nous le montrer.*

II. — Injection intravasculaire.

Incubation plus longue; cependant, fixation rapide (Heymans). Élimination de la toxine par les reins, d'après quelques auteurs.

Le poison est résorbé, *en abondance*, par l'ensemble des terminaisons nerveuses, d'où rigidité générale marquée, augmentation générale de réflectivité non moins marquée (gravité extrême des crises convulsives) et, finalement, paralysie motrice avec arrêt respiratoire.

Même mécanisme chez les animaux qui font toujours (ou habituellement) du tétanos généralisé d'emblée. La prédominance possible de la raideur au niveau de certains muscles tient à l'affinité de leurs nerfs pour la toxine (peut-être, aussi, à la brièveté de ces nerfs — Marie et Morax).

III. — Injection dans le système nerveux.

Introduit par la voie cérébrale, le poison spécifique est abondamment résorbé et détermine du tétanos généralisé d'emblée, avec ou sans phénomènes psychiques selon l'espèce animale. Introduit dans la moelle (de préférence, dans les racines postérieures, entre la moelle et le ganglion spinal), il engendre le tétanos douloureux. Pour expliquer cette forme tout à fait anormale (car le tétanos, on le sait, offre un caractère exclusivement moteur), Meyer et Ransom admettent que les cellules du ganglion spinal jouissent du pouvoir d'arrêter et de détruire la toxine tétanique. — Introduit dans les nerfs, le poison produit les mêmes effets que sous la peau ou dans les muscles; quand il s'agit du facial, on observe une paralysie rappelant celle du tétanos céphalique humain.

IV. — Injection intraviscérale.

Ici encore, la toxine, abondamment résorbée, provoque le tétanos généralisé; l'*injection intrapulmonaire* amène la mort par troubles respiratoires violents (véritable *tétanos local du diaphragme*).

c) TOXINE BOTULIQUE.

Elle jouit de la faculté d'empoisonner *per os*; elle se montre exclusivement paralysante; elle n'offre qu'une affinité moyenne pour les neurones, d'où le caractère diffus d'emblée des accidents (avec élections bien connues, toutefois), lesquels sont superposables, comme mécanisme, à ceux du tétanos général (ils en ont aussi la longue incubation). L'*injection intrapulmonaire* tue les animaux par suffocation (véritable *botulisme local du diaphragme*).

Le poison de van Ermengem trouble profondément la nutrition; il doit s'éliminer par les glandes salivaires (ptyalisme).

Comparées aux venins des colubridés, *les toxines tétanique et botulique agissent lentement; elles sont détruites lentement*, quand on injecte des doses sublétales, d'où la lenteur de la guérison (surtout dans le cas de botulisme).

II. — TOXINES A ESCHARE HUMIDE ET A TYPE V.

a) VENINS DES VIPÉRIDÉS.

I. — Lorsque la mort survient en quelques minutes, quelques heures, un jour même, on peut la considérer comme due, avant tout, à la *dépression artérielle* et à l'anémie du centre respiratoire qui s'ensuit fatalement (la respiration artificielle demeure inefficace; les nerfs répondent, *post obitum*, aux courants induits). La dépression artérielle va de pair avec une congestion croissante des vaisseaux abdominaux (évidente chez le cobaye : ventre gros, tendu, douloureux); l'animal « se saigne » dans son système porte.

Plus encore que l'intensité, la brusquerie de la dépression artérielle commande le cours des accidents. Quand l'animal succombe « sur la table », l'anémie foudroyante affecte éventuellement le centre cardiaque en même temps que le centre respiratoire (cœur arrêté, quand on ouvre le cadavre). Les phénomènes cliniques sont sensiblement les mêmes, dans les cas subits, qu'il y ait ou non rigidité du sang (on ne voit pas, d'ailleurs, comment ils pourraient s'exagérer). — Lorsque le sujet succombe moins vite, la chute régulière de la tension sanguine engendre divers symptômes typiques, mentionnés à propos du venin de crotale et, principalement, la narcose progressive. Nous avons dit que le sang liquide pouvait contenir encore des caillots pendant un certain temps, mais qu'en dehors ou en l'absence de ceux-ci toute trace de fibrinogène avait disparu. Une altération aussi profonde aggrave, cela va de soi, l'empoisonnement général et favorise, d'autre part, les hémorragies. Celles-ci reconnaissent pour cause essentielle des lésions de la paroi vasculaire, comparables aux lésions tégumentaires qui caractérisent l'eschare humide. — Il faut bien savoir que les venins de vipéridés coagulent toujours le sang. Quand ils offrent leur activité maxima, on observe la prise en masse, même après injection sous-cutanée chez les petits animaux (chez les grandes espèces, la concentration du poison, ainsi introduit, ne devient jamais suffisante pour déterminer le phénomène de *rigor sanguinis*) : c'est la *phase positive* des auteurs. Quand ils sont moins puissants, cette phase n'est obtenue qu'après injection intravasculaire. Enfin, quand leur activité demeure faible, ils ne déterminent, même dans les veines, que la *phase négative* : sang liquide, avec caillots de volume variable. La fibrine, ainsi engendrée *in vivo*, disparaît assez vite, mais le fibrinogène ne se reproduit que lentement. On comprend donc que, durant la phase négative, les doses les plus fortes des venins les plus énergiques ne puissent coaguler un fibrinogène inexistant; elles tuent, d'ailleurs, comme chez le sujet neuf, par dépression artérielle.

II. — Lorsque la mort survient au bout de quelques jours, elle reconnaît pour cause les lésions viscérales, surtout celles du rein (albuminurie). Le sang reste incoagulable pendant un temps variable, ce qui continue à favoriser les hémorragies et, aussi, les œdèmes. — Dans les cas traînants, phénomènes de cachexie progressive, avec troubles rénaux toujours accentués.

b) TOXINES MICROBIENNES A ESCHARE HUMIDE (OU A TYPE V).

Ici encore, le rôle essentiel est joué, lors des formes rapides, par la dépression artérielle et, lors des formes lentes, par les altérations viscérales. Les modifications du sang sont moins marquées qu'avec les venins des vipéridés et peuvent même faire défaut. Cela tient à une élimination et à une destruction plus faciles du poison. L'élimination se manifeste fréquemment de façon caractéristique chez le lapin : diarrhée précoce. La destruction est prouvée par ce fait que des doses peu inférieures aux doses mortelles ne déterminent souvent aucun trouble appréciable (surtout quand on les introduit dans les veines).

La toxine du bacille de Shiga offre des propriétés assez spéciales. Elle s'élimine volontiers et brutalement à travers le gros intestin, engendrant les graves lésions que l'on sait; elle présente aussi une grande affinité pour les nerfs, provoquant des paralysies éventuellement curables; enfin elle trouble profondément la nutrition, d'où les formes cachectiques.

III. — *TOXINES A ESCHARE SÈCHE*

Ce qui caractérise leurs effets généraux et locaux, c'est le développement lent des symptômes et lésions. L'eschare sèche correspond, de toute évidence, à une « vitesse de réaction » moindre que celle dont l'eschare humide nous fournit l'exemple. De même, la mort en dépression artérielle s'observe avec les toxines végétales et diphtérique, mais « après des heures ».

Les toxines végétales peuvent tuer *per os*; elles s'éliminent par l'intestin (lapin, cobaye) et l'estomac (grenouille); elles altèrent rapidement l'organisme.

Le poison diphtérique s'élimine par l'estomac, chez le cobaye (d'où l'*ulcus rotundum*, assez fréquent. — Rosenau et Anderson); il compromet sérieusement, lui aussi, la nutrition; de plus, il manifeste une affinité connue pour le myocarde (mort subite) et les nerfs. Les paralysies diphtériques, locales ou distantes, reconnaissent, *mutatis mutandis*, le même mécanisme que les spasmes tétaniques et les paralysies botuliques. L'ascension primitive le long des nerfs a été établie par les expériences de Meyer; l'ascension secondaire (après résorption et avec localisations électives) apparaît certaine. — Ici se place une remarque importante. Injectant la toxine diphtérique dans le sciatique du chat, Meyer provoqua de la paralysie ascendante, mais ne put éviter l'intoxication générale, suite de la résorption concomitante du poison (il saturait pourtant, de sérum spécifique, la plaie opératoire). On ne comprend point alors comment, quand il s'agit de la toxine tétanique, les auteurs contestent encore les effets de cette résorption concomitante.

Nous avons vu que certains venins de colubridés contiennent et l'élément cobraïsant et l'élément vipérin. Faut-il admettre quelque chose de semblable pour le poison diphtérique? Rien ne le prouve. Le système nerveux apparaît bien protégé contre la plupart des toxines; toutefois, celles-ci finissent par l'atteindre quand elles persistent assez longtemps dans l'organisme ou lorsqu'on renouvelle les injections.

CHAPITRE III

EFFETS DES TOXINES « SOLIDES »

Ce sont les toxines fixées sur un substratum visible représenté, le plus souvent, par les cellules microbiennes. Tantôt, il s'agit de *germes morts*; on introduit d'emblée, *in vivo*, la dose totale de poison et celui-ci diffuse avec une vitesse variable. Tantôt, il's'agit de *germes vivants, mais peu ou point virulents*; un excès, généralement médiocre, de poison sera alors sécrété avant leur destruction. Tantôt, enfin, il s'agit de *germes vivants et virulents*; c'est l'histoire de l'infection, soit aiguë soit chronique, considérée comme l'histoire de l'envahissement des organismes par des « toxines animées ».

A. — MICROBES MORTS

Les *types très actifs* déterminent, sous une masse minime, les mêmes effets que les poisons « solubles » correspondants (divers travaux du laboratoire l'ont nettement établi). Aussi, nous servons-nous de bacilles tués à l'alcool-éther (et conservés après dessiccation) pour le « toxino-diagnostic » des infections dues au microbe de Preisz-Nocard; aussi, serait-il indiqué d'employer des bacilles alcool-éther pour le titrage des sérums antidiphtériques (on aurait là une technique commode et sûre).

Avec les *types moins actifs*, les effets varient selon le degré de toxicité, le mode d'administration et la résistance des germes au pouvoir destructif de l'économie. Ceci demande quelques développements.

I. — BACILLES DIPHTÉRIQUES

I. — Injection intraveineuse.

Il faut de plus en plus de microbes pour tuer les animaux, à mesure que baisse la toxicité, mais les symptômes et lésions sont les mêmes qu'avec les filtrats, parce que l'organisme détruit rapidement les corps bacillaires.

II. — Injection sous-cutanée.

La destruction est moins rapide ici que dans le torrent circulatoire. Lorsque la quantité de poison reste peu abondante, elle détermine uniquement la formation d'un exsudat fibrino-leucocytaire hypodermique, qui se nécrose en bloc (bourbillon), puis se résorbe lentement ou s'élimine après escharification secondaire très limitée des téguments (une mince lamelle de pus entoure la masse mortifiée). Lorsque la teneur en toxine s'élève, le développement d'une eschare (sèche) de la peau précède celui du bourbillon; la grandeur de cette eschare mesure l'activité toxique des germes, pour la dose choisie comme unité (voir les travaux de M. Nicolle et Loiseau).

II. — MICROBES DONNANT L'ESCHARE HUMIDE (OU LE TYPE V)

a) GERMES QUI SE RÉSORBENT ASSEZ BIEN.

I. — Injection intraveineuse.

Mêmes réflexions que pour les bacilles diphtériques; mais, comme il s'agit de « toxines sans incubation », la mort peut être très rapide (affaire d'activité et de dose).

II. — Injection sous-cutanée.

Bourbillon, précédé ou non d'eschare (humide) primaire (exemples publiés par M. Nicolle, Loiseau et Forgeot : bacille de Preisz-Nocard chez le cobaye; par Césari : bacille de Schmorl chez le lapin).

Nous venons d'acquérir des notions fort importantes, que nous formulerons ainsi : la différence entre l'eschare humide et l'eschare sèche réside exclusivement dans la différence de vitesse réactionnelle (moindre, avec les poisons à incubation) — pour un ralentissement donné de cette vitesse (réalisé chez les « toxines solides »), les lésions deviennent identiques avec les deux types de poisons — le bourbillon représente donc une limite vers laquelle tendent les modifications anatomiques, déterminées par *toutes* les toxines nécrosantes, lorsque la quantité de poison, continuellement émis, atteint un taux suffisamment faible (ce n'est d'ailleurs pas la limite inférieure, comme va nous le montrer l'histoire des granulômes).

b) GERMES QUI SE RÉSORBENT MAL.

Selon la masse et l'activité, on peut obtenir (ordre décroissant) : l'eschare, le bourbillon, le granulôme. Nous l'avons constaté personnellement et surtout en suivant les expériences inédites de Borrel et de Pinoy (bacilles tuberculeux et « paratuberculeux », spores d'*aspergillus fumigatus*, de *mucor parasiticus*...).

Le granulôme reconnaît certainement pour cause une action très faible et très prolongée du poison; il est engendré par des germes médiocrement toxiques mais tenaces.

B. — MICROBES VIVANTS PEU OU PAS VIRULENTS

[Travaux du laboratoire sur les bacilles diphtériques, le bacille de Shiga, le bacille de Schmorl (cobaye), les staphylocoques dorés, etc....]

I. — Injection intraveineuse.

Les microbes vivants se comportent comme les microbes morts, mais, en général, à dose moindre (la chaleur, l'alcool-éther, etc... abaissant d'habitude la toxicité des seconds, parfois beaucoup).

II. — Injection sous-cutanée.

Mêmes réflexions. La virulence (locale) se traduit uniquement, ici, par une augmentation de l'eschare primaire (vers le 2e, 3e jour, le plus souvent).

C. — MICROBES VIVANTS ET VIRULENTS

Nous n'avons pas à faire l'histoire de l'infection, qui trouvera sa place au cours d'un ouvrage ultérieur; il est cependant indispensable de présenter certaines remarques.

Multipliant le stock de toxine, la virulence multiplie, *ipso facto*, les effets locaux, éloignés et généraux des poisons microbiens. Ainsi, les pneumocoques avirulents, portés sous la peau du lapin, n'y produisent que la nécrose du type V, avec bourbillon hypodermique; s'il s'agit d'échantillons déjà actifs, l'eschare revêt le caractère nettement humide; quant aux races très infectantes, elles laissent peu d'indices de leur passage au niveau des téguments, envahissent rapidement l'organisme et le tuent en l'infiltrant de toxine.

La virulence multiplie les effets des poisons microbiens non seulement dans l'espace, mais encore dans le temps; des germes plus ou moins aisément résorbés à l'état mort, peuvent se défendre et végéter, à l'état vivant, durant des semaines, des mois, des années. Ainsi le bacille de Malassez et Vignal et le bacille morveux, introduits morts sous la peau du cobaye, se comportent comme les pneumocoques avirulents chez le lapin; on sait ce qu'ils font, vivants.

D. — CONCLUSIONS

Toxine « soluble » et toxine « solide » sont donc identiques, pour un germe donné. Nous pensons l'avoir clairement établi. Néanmoins voici de nouvelles preuves et des preuves *directes*.

Le sérum des chevaux, atteints d'infections à bacille de Preisz-Nocard, jouit de toutes les propriétés du sérum Carré (obtenu en injectant la toxine soluble). C'est donc bien le même poison qui, dans la maladie naturelle, engendre les abcès ou granulômes et provoque la formation d'antitoxine. (M. Nicolle, Loiseau, et Forgeot).

Pareillement, le sérum des chevaux, atteints de botryomycose, jouit de toutes les propriétés du sérum Bridré (obtenu en injectant la toxine staphylococcique soluble) (M. Nicolle et Césari).

Si l'on introduit, dans le testicule d'une série de cobayes, des dilutions de plus en plus étendues de staphylocoques (ou de botryocoques; il s'agit du même germe, comme on vient de le montrer incidemment), l'animal qui reçoit la dose maxima meurt d'intoxication après quelques heures, le second fait une eschare humide, le troisième un abcès diffus, le quatrième un abcès avec « grains » caractéristiques, le cinquième un granulôme à cellules épithélioïdes et géantes (nous avons schématisé les résultats, mais les choses se passent ainsi *grosso modo* — expériences de Magrou).

Les toxines solubles ne déterminent que des eschares (diffusion rapide); les toxines solides, la gamme décroissante : eschare (avec bourbillon, si la mort n'est pas trop rapide), bourbillon, abcès, granulôme (diffusion de plus en plus lente du poison). — Quelle différence y a-t-il entre l'abcès et le bourbillon? L'abcès traduit une injure moins brutale, les éléments cellulaires étant nécrosés individuellement et non par blocs. Il faut d'ailleurs faire intervenir ici la notion d'espèce animale. Chez l'homme, le furoncle et le phlegmon circonscrit représentent deux modalités nettement distinctes; chez le cobaye, l'abcès pur est rare, mais on note souvent des intermédiaires entre lui et le bourbillon (tels, les « abcès » staphylococciques); chez le lapin, le bourbillon type s'observe seul (fragilité spéciale des leucocytes?).

Comparés à la mortification tégumentaire ou viscérale, le bourbillon et l'abcès, locaux ou éloignés, attestent donc des effets ménagés et progressifs. L'agent toxique, incapable d'attaquer les cellules fixes, exerce alors son influence nuisible sur les éléments peu résistants d'un exsudat, qu'il a provoqué par trouble vasculaire. Quant au granulôme, sa structure impose, avons-nous déjà dit, l'idée d'une action encore plus atténuée et plus traînante.

CHAPITRE IV

IMMUNITÉ, SENSIBILITÉ ANORMALE ET HYPERSENSIBILITÉ, VIS-A-VIS DES TOXINES

Nous connaissons les effets des toxines chez les espèces sensibles. Il reste à montrer comment la susceptibilité naturelle des espèces disparaît (*immunité*) ou s'exagère (*hypersensibilité*), suivant les conditions expérimentales.

On ne dira rien ici de l'*immunité naturelle normale* de certaines espèces, ni de l'*immunité naturelle anormale* de certains individus appartenant à des groupes sensibles, puisque la résistance se traduit exclusivement par des effets négatifs. Au contraire, on étudiera en détail la *sensibilité naturelle anormale* de certains individus appartenant à des groupes réfractaires, car cette étude offre un grand intérêt théorique et pratique.

A. — IMMUNITÉ

Nous adopterons la division classique : *immunité active* et *immunité passive*.

I. — IMMUNITÉ ACTIVE

On pratique, d'ordinaire, l'immunisation active pour obtenir des sérums antitoxiques et on se sert, alors, d'*animaux de grande taille* (chevaux, habituellement) ou de taille moyenne (moutons, chèvres). Toutes les fois que cela est possible, on injecte, avec précaution, des quantités croissantes de poison pur, en commençant par des doses inframortelles. Lorsque ce moyen échoue constamment (exemple : toxine tétanique — chevaux) ou trop souvent (exemple : toxine diphtérique — jeunes chevaux), on administre, pendant le temps nécessaire, des poisons affaiblis de différentes façons : chauffage (peu usité); addition d'acide chlorhydrique (venins de *crotalus adamanteus*, d'*ancistrodon piscivorus*), de liqueur de Gram (toxines tétanique et diphtérique). On peut aussi soit employer des mélanges toxine-antitoxine, soit administrer de l'antitoxine la veille de chaque séance d'immunisation.

D'une manière générale, on préfère la voie sous-cutanée à la voie intraveineuse; elle se montre infiniment moins dangereuse, car la seule hypersensibilité observée (sauf rares exceptions) est l'hypersensibilité locale. Il faut savoir, cependant, que les poisons très escharifiants déterminent, durant des mois, de graves lésions des parties molles, qui rendent le traitement fort pénible et sont la source de complications fréquentes; c'est le cas pour les venins de vipéridés, tel celui de *trimeresurus riukiuanus*, encore plus dangereux d'ailleurs dans les veines (Kitajima — le bœuf résiste mieux que le cheval à cette immunisation ardue).

On doit s'efforcer d'aller prudemment et de ménager la santé des animaux, sans quoi on les voit se cachectiser et succomber souvent d'une façon rapide (voire foudroyante), avec des ruptures viscérales (vessie, estomac, presque toujours foie — dégénérescence amyloïde). Les jeunes sujets se montrent d'ordinaire plus sensibles que les adultes, dont certains peuvent acquérir, en peu de temps et sans dommage, un degré étonnant d'hyperrésistance.

L'injection de toxines « solides » (microbes vivants, microbes morts) engendre également l'immunité antitoxique; les sérums ainsi obtenus se montrent plus ou moins actifs contre les poisons homologues. — L'antitoxicité du sérum, chez les chevaux naturellement infectés par le bacille de Preisz-Nocard ou atteints de botryomycose, reconnaît pour cause l'émission continue de poison qu'opèrent les germes chroniquement installés dans l'organisme. Elle traduit l'existence d'une haute immunité antitoxique, contrastant violemment avec l'absence évidente d'immunité antibactérienne.

Chez les *petits animaux*, l'état réfractaire s'établit et s'exalte d'ordinaire plus péniblement que chez les grandes espèces; il peut même être d'une réalisation presque impossible. Quelques exemples vont fixer les idées.

Cobaye. — Très difficile à immuniser contre la toxine diphtérique; on peut y arriver, inconstamment, en injectant tous les jours 1/50 de la dose mortelle (M. Nicolle et Pozerski) ou mieux, avec les mélanges toxine-antitoxine (Th. Smith). — Pour la toxine tétanique, l'unique moyen c'est d'introduire le poison dans le tissu cellulaire dense de la région plantaire (Bruck). — Pour la toxine botulique, il faut employer le poison chauffé (Forssman).

Lapin. — Difficile à immuniser contre la toxine diphtérique; Rehns y est parvenu en portant le poison dans un œdème passif (oreille). — Impossible à immuniser avec la toxine tétanique, sans accidents locaux, si on n'utilise pas le poison iodé (Roux et Vaillard). — Impossible à immuniser avec la toxine botulique pure; il faut injecter, ici encore, le poison chauffé (Forssman).

Citons enfin, à titre de curiosité, l'immunisation par les muqueuses digestive et oculaire (toxines végétales); elle doit être suivie du traitement sous-cutané, quand on désire obtenir une haute résistance (Ehrlich).

II. — IMMUNITÉ PASSIVE

Il existe deux types d'immunité passive qui méritent, en quelque sorte, le nom de naturels : l'*immunité héréditaire* (toxines diphtérique et tétanique, toxines végétales — voir le travail de Truche et Alilaire, sur l'immunité héréditaire antiricinique) et l'*immunité conférée par la lactation* (toxine tétanique, toxines végétales). Un troisième type, *immunité passive* véritablement *artificielle*, transmise par les sérums spécifiques (Behring et Kitasato), sera seul étudié ici.

a) PRINCIPAUX CARACTÈRES DES SÉRUMS ANTITOXIQUES.

Ils résistent complètement aux températures de 56-58° et, relativement, à des températures très supérieures, dans certaines conditions. C'est ainsi que le sérum antitétanique, additionné d'urée, conserve le dixième de son pouvoir préventif après cinq minutes d'ébullition et montre encore des traces d'activité après vingt-cinq minutes (M. Nicolle et Jouan). La coagulation par l'alcool absolu (ou l'alcool-éther) les affaiblit peu, somme toute; d'autant moins que leur énergie était plus grande et que le séjour sous l'alcool se prolonge moins (recherches inédites de M. Nicolle et Loiseau; de Césari et Mlle Raphaël — sérums : antitétanique; « anti-Preisz-Nocard », antiricinique, anticobraïque).

Pratiquement, ils se conservent longtemps à l'abri de l'air, de la lumière et de la chaleur, tout en éprouvant une baisse continue; desséchés, ils ne varient pas.

Ils doivent leurs propriétés *spécifiques* aux substances inconnues que l'on nomme antitoxines, substances dont on peut augmenter légèrement la concentration par divers moyens, mais dont la purification semble actuellement impossible, Les antitoxines existent aussi dans le lait, liées à l'albumine et à la globuline, non à la caséine.

Introduits *in vivo*, les sérums disparaissent de l'économie plus ou moins vite, suivant la quantité injectée et suivant la *distance spécifique* séparant l'animal qui donne son immunité et celui qui la reçoit. Quand il s'agit de sujets d'une même espèce, l'immunité transmise persiste un temps assez long (*a fortiori*, quand il s'agit de sujets aussi rapprochés spécifiquement que la mère et les enfants; d'où la durée notable de l'immunité héréditaire — quatre mois et peut-être davantage, dans les expériences de Truche et Alilaire). Lorsqu'on administre, à diverses reprises, un sérum antitoxique, l'organisme s'en débarrasse de plus en plus rapidement.

Les antitoxines diffusent moins facilement que les toxines, *in vivo* comme *in vitro*; elles ne pénètrent guère dans le système nerveux (*vide infra*). Elles neutralisent les toxines correspondantes par mélange, phénomène que nous étudierons ultérieurement. Elles agissent encore comme de parfaits neutralisants, quand on les emploie *préventivement* (par exemple vingt-quatre heures avant l'injection d'épreuve), quelle que soit la voie choisie pour introduire l'antitoxine et la toxine, si la première est suffisamment active et administrée à dose suffisante. *Simultanément,* les résultats varient; nous nous contenterons d'indiquer les cas principaux, supposant qu'on opère avec de « bons sérums ».

I. — Antitoxine sous la peau (ou dans les muscles).

Toxine sous la peau (*ou dans les muscles*). — On empêche la mort; on empêche la production des eschares sèches (poisons « à incubation »); on n'empêche jamais complètement la production des eschares humides (poisons « sans incubation ») et du tétanos local (le poison monte en quantité notable, le long des nerfs, avant que l'antitoxine ait pu commencer à le neutraliser).

Toxine dans les veines. — On n'empêche la mort que pour les toxines à incubation, cela va sans dire.

II. — Antitoxine dans les veines.

Toxine sous la peau (ou dans les muscles). — On empêche, sans difficulté, la mort et la production des eschares sèches; on atténue, mais on ne supprime point les eschares humides et le tétanos local.

Toxine dans les veines. — On fait, en réalité, de l' « *in vitro* ».

Curativement, on sauve les animaux après un temps très différent, suivant les circonstances (nature et masse de la toxine, voie d'introduction).

b) IMMUNITÉ PASSIVE, VIS-A-VIS DES TOXINES « SOLUBLES ».

I. — Neurotoxines pures.

α. — Venins purs de colubridés.

Le sérum anticobraïque (Calmette) n'agit de façon marquée que sur le venin correspondant. Inutile de parler de son effet préventif, bien connu. Quand on l'injecte après le poison (l'un et l'autre par la voie intraveineuse), il n'empêche la mort, dans les conditions habituelles, que pendant la première moitié de l'incubation; mais, si l'on pratique la respiration artificielle, il se montre susceptible d'amener la guérison, lorsque les animaux (lapins) ont reçu le venin depuis une heure (et davantage). Par conséquent, l'antitoxine peut neutraliser la toxine au niveau des éléments sensibles (plaques motrices), quand on supprime les conséquences rapidement fatales de leur empoisonnement (Arthus); par conséquent, l'antitoxine pénètre un peu dans le système nerveux.

β. — *Toxine tétanique.*

Nous connaissons déjà les effets préventif et simultané du sérum spécifique; ajoutons qu'ils font défaut lors d'injection intracérébrale de toxine, chez le lapin (Roux et Borrel). Curativement, le temps d'action est inversement proportionnel à la sévérité de l'empoisonnement (bref, quand le poison pénètre au niveau des viscères — Binot); on allonge ce temps en portant le sérum dans le cerveau (Roux et Borrel). Dönitz a montré que, si l'on introduit deux doses mortelles de toxine par la voie intraveineuse (lapin), on peut empêcher l'animal de succomber, même après vingt heures, quand on administre, par la voie intraveineuse encore, d'énormes doses d'antitoxine. Ici, le poison s'attarde « à l'entrée des nerfs », où la neutralisation demeure réalisable, comme pour le venin de cobra.

Notons que Meyer et Ransom protègent les troncs nerveux contre l'ascension de la toxine (injection souscutanée ou intramusculaire), en les infiltrant de sérum.

γ. — *Toxine botulique.*

Le temps durant lequel on peut sauver les animaux s'abrège beaucoup, lorsque le poison a été porté directement dans certains viscères ou séreuses viscérales (Forssman).

II. — *Toxines à eschare humide et à type V.*

α. — *Venins de vipéridés.*

On possède divers sérums préparés contre eux : sérums antidaboïa (Lamb), anti*ancistrodon piscivorus* (Flexner et Noguchi), antibothropique (obtenu avec le venin de plusieurs lachesis brésiliens — Brazil), anti-*trimeresurus riukiuanus* (Ishizaka, Kitajima), anti*crotalus adamanteus* (Flexner et Noguchi), anti*crotalus terrificus* (Brazil). Tidswell a préparé une antitoxine contre le venin de *notechis scutatus*, qui contient un constituant vipérin en dehors de son élément cobraïsant.

Tous ces sérums empêchent la mort, quand on les injecte préventivement; ils peuvent même l'empêcher, quand on les injecte simultanément, pourvu que le venin introduit sous la peau ne détermine pas de *rigor sanguinis*. Ici, comme avec l'ensemble des toxines escharifiantes, il faut beaucoup plus de sérum, préventivement, pour empêcher la lésion locale que pour empêcher la mort; simultanément, avons-nous dit, une nécrose des parties molles (variable d'ailleurs) reste inévitable.

β. — *Toxines microbiennes à eschare humide (ou type V).*

Les sérums les mieux connus ont été préparés contre les poisons suivants : toxines du bacille de Preisz-Nocard (Carré), du staphylocoque doré (Kraus, Bridré), des vibrions (Kraus, Salimbeni et autres), du *bacillus Chauvæi* (Grassberger et Schattenfroh, M. Nicolle et Césari), du bacille de Shiga (divers auteurs), du bacille d'Eberth (divers auteurs).

Un bon sérum, injecté la veille sous la peau, protège sûrement les animaux, même contre la dose de toxine qui tue, par la voie intraveineuse, en quelques instants; nous l'avons constaté à maintes reprises. Il prévient moins facilement la formation d'une eschare; il ne la supprime pas, quand on l'emploie simultanément. Pourquoi? Lorsqu'on injecte le sérum la veille, il diffuse dans tout l'organisme. La toxine, introduite par voie intraveineuse, se dilue rapidement et devient facilement neutralisable, puisque anticorps et poison sont peu concentrés l'un et l'autre; au contraire, la toxine, introduite par la voie sous-cutanée, ne saurait être atteinte localement que si l'on a administré assez de sérum pour que la concentration de l'antitoxine, au niveau de l'hypoderme, atteigne une certaine valeur. On comprend que, dans la méthode simultanée, l'inhibition locale soit encore plus ardue. Pareille chose se produit, d'ailleurs, pour le cas, infiniment plus simple, de la neutralisation des acides par les bases *in vivo*. Walter intoxique un lapin, *per os*, avec l'acide chlorhydrique; quand l'animal va bientôt succomber (« aplatissement », état de narcose profonde, faiblesse cardiaque, gêne respiratoire croissante), il lui injecte 0,5 gramme de carbonate de soude dans les veines et obtient une véritable résurrection (attitude normale, réveil, battements cardiaques énergiques, respiration régulière, appétit intense). Au contraire, Césari et Rosenblatt (expériences inédites), faisant circuler, dans les veines des lapins, des solutions concentrées de bicarbonate de soude, ne réussissent pas sensiblement à neutraliser l'eschare engendrée par un centimètre cube d'acide lactique $\frac{N}{2}$.

III. — *Toxines à eschare sèche.*

(Sérums antiricinique, antiabrinique, anticrotinique, antidiphtérique.)

Mêmes réflexions. Rappelons l'*immunité passive locale*, obtenue en instillant le sérum antiabrinique sur la conjonctive de l'homme et des animaux (Römer, Calmette).

c) IMMUNITÉ PASSIVE, VIS-A-VIS DES TOXINES « SOLIDES ».

[Voir les recherches de M. Nicolle, Loiseau, Forgeot et Césari.]

α. — *Microbes morts.*

La neutralisation de leur toxine, identique à celle des filtrats correspondants, s'opère pareillement. Si la quantité de sérum suffit pour empêcher la mort, mais demeure de plus en plus incapable d'annuler la lésion locale, on ne s'étonnera pas de voir apparaître d'abord le bourbillon, puis l'eschare (qui recouvrira de plus en plus complètement celui-ci).

β. — *Microbes vivants, peu ou pas virulents.*

De même.

γ. — *Microbes vivants et virulents.*

Les sérums spécifiques neutralisent les effets de la toxine « disponible » lors de l'injection; ils n'ont aucune influence, bien entendu, sur le développement ultérieur des germes.

B. — SENSIBILITÉ ANORMALE ET HYPERSENSIBILITÉ

1. — SENSIBILITÉ ANORMALE

Dans les cas connus actuellement, il semble bien que l'on ait toujours affaire à une *sensibilité anormale naturelle* et non à une sensibilité acquise, dont il n'existe aucun exemple caractéristique.

Nous citerons les *deux types les mieux étudiés : susceptibilité aux toxines ascaridiennes et aux toxines polliniques.*

a) TOXINES ASCARIDIENNES.

Les zoologues, maniant des ascarides, présentent, de temps en temps, des accidents qui rappellent ceux de la fièvre des foins *(vide infra)*. Weinberg et Julien ont analysé, avec soin, les *réactions observées, chez le cheval*, après instillation, sur la conjonctive, du liquide périentérique de l'*ascaris megalocephala*. Des traces de ce liquide suffisent pour engendrer des troubles locaux ; il faut une quantité plus grande pour provoquer des troubles éloignés et généraux. Voici ce qu'on observe.

Cas bénins. — Conjonctivite violente. Quelquefois : dyspnée, diarrhée profuse, excitation suivie d'abattement, frissons, sueurs, démangeaisons.

Cas mortels. — On en a cité trois, jusqu'ici. Mort après un quart d'heure (chute, convulsions); après quelques heures (décubitus, paraplégie); après un jour et demi (guérison apparente, puis état comateux progressif). Ces trois animaux avaient offert une réaction locale et une réaction générale violentes, lors de l'instillation.

Les sujets sensibles sont rarement porteurs d'ascarides; les sujets insensibles n'en contiennent point dans la moitié des cas (immunité naturelle) et en recèlent des quantités très variables dans l'autre moitié (possibilité d'une immunité acquise chez certains d'entre eux, dont le sérum offre des traces d'antitoxine).

Les *animaux de laboratoire* se montrent peu susceptibles aux poisons ascaridiens; on les tue, cependant, par injection intraveineuse.

[Les *toxines des sarcosporidies* (Pfeiffer, Laveran et Mesnil) se rapprochent à certains égards des toxines ascaridiennes, mais elles font périr, sans exception, tous les individus de l'espèce sensible (lapins); de plus, elles sont inoffensives par instillation sur la conjonctive.]

b) TOXINES POLLINIQUES.

Divers pollens ou leurs extraits (toxine « solide » ou toxine « soluble ») déterminent, soit naturellement (pendant l'époque de la floraison), soit expérimentalement (en tout temps), des accidents caractéristiques chez les individus prédisposés.

On connaît deux formes de *fièvre des foins* (mauvais mot, car l'apyrexie est constante). Dans les pays d'Europe, il s'agit de la forme estivale, due aux pollens de graminées; dans l'Amérique du Nord, la forme automnale, due aux pollens de *solidago* et d'*ambrosia*, se voit plus fréquemment que la forme estivale (toujours due aux pollens des graminées). Expérimentalement, les malades européens réagissent toujours aux pollens des graminées, rarement à ceux de *solidago* et d'*ambrosia*; les malades américains qui souffrent de catarrhe estival se comportent de même, les malades atteints de catarrhe automnal ne réagissent qu'aux pollens de *solidago* et d'*ambrosia*.

Nous résumerons, brièvement, les *symptômes de la maladie naturelle et de la maladie expérimentale*.

I. — **Maladie naturelle.**

Picotement à l'angle interne de l'œil; photophobie; rougeur et œdème de la conjonctive; larmoiement abondant. — Démangeaisons intranasales; éternuements violents et répétés; sensation d'obstruction; flux séro-muqueux. — Très souvent, accès d'asthme (toux, dyspnée, anxiété précordiale).

II. — **Maladie expérimentale.**

Instillation sur la conjonctive : réaction intense, parfois avec la quantité de toxine qui répond à 2-3 grains de pollen; une forte dose entraîne la congestion de la pituitaire. — *Dépôt sur la muqueuse nasale :* réaction intense; une forte dose détermine l'accès d'asthme. — *Inhalation* : accès d'asthme. — *Friction sur la peau* : prurit, érythème, plaques ortiées. — *Injection sous-cutanée* : attaque complète, avec œdème local volumineux et urticaire généralisée.

On peut éprouver indéfiniment, avec succès, les individus prédisposés. Par des injections hypodermiques répétées, Freemann ne semble avoir obtenu qu'une immunité incomplète.

Les *animaux de laboratoire,* peu sensibles, s'accoutument vite au poison pollinique. Un certain nombre de *chevaux* (races perfectionnées surtout) réagissent de façon variable sous la peau (œdèmes locaux, parfois énormes; fièvre, frissons; malaise général; anorexie; éventuellement, urticaire), moins et moins souvent sur la conjonctive (rougeur légère). On les immunise aisément et ils fournissent de l'*antitoxine* (pollantine de Dunbar).

Le poison des pollens offre une grande résistance à la chaleur (comme le poison ascaridien); il est neutralisé, par mélange, quand on lui ajoute du sérum spécifique. C'est avec de tels mélanges que l'on titre l'antitoxine, dans l'œil de sujets sensibles.

Le sérum, introduit sous la peau, prévient les accès; il les prévient aussi quand on le dépose sur la conjonctive ou sur la pituitaire et quand on le pulvérise au niveau des voies aériennes (*immunité passive, générale et locale*). Enfin, il « coupe » les accidents, surtout à leur début.

II. — HYPERSENSIBILITÉ

Nous distinguerons *deux cas*, suivant qu'elle s'établit silencieusement, sans troubles manifestes de la santé ou qu'elle se développe peu à peu, sous forme d'une intoxication de gravité croissante.

a) PREMIER CAS.

Behring raconte que certains chevaux, fortement immunisés contre le tétanos par la voie sous-cutanée, présentent « un beau jour », quand on leur injecte la toxine, des accidents inhabituels qui peuvent entraîner rapidement la mort (œdème local volumineux; dyspnée, titubation, sueurs, frissons, chute, parésie des membres, arrêt respiratoire). Le « syndrome de Behring » (ainsi qu'un de nous l'a dénommé) se retrouve chez les chevaux immunisés contre la diphtérie (Martin). On l'évite sûrement dans les deux cas en n'employant que des toxines iodées ou des mélanges toxine-antitoxine pendant le traitement.

Depuis la rédaction des lignes qui précèdent, nous avons souvent observé la mort en quelques minutes, chez les chevaux immunisés par injection intraveineuse de diverses bactéries tuées à l'alcool-éther (toxines « solides »); on évite sûrement les accidents, quand on dilue beaucoup les émulsions (Debains et Nicolas).

Autre exemple (auto-observation d'Alilaire : *hypersensibilité à la ricine*). L'abrine détermine, chez l'homme, une inflammation oculaire bien connue, après incubation, quand on la dépose sur la conjonctive. On peut affirmer que la ricine agirait de même, mais avec moins d'intensité (il en va ainsi, chez les animaux). Or Alilaire jouit du singulier privilège de réagir violemment et sans incubation à des traces de ricine.

Il suffit de déboucher, au loin et insidieusement, un flacon rempli de ricine (poudre), pour qu'éclatent, presque immédiatement, des *accidents du type fièvre des foins, qu'arrête le sérum antiricinique* de Truche. Il suffit de couper en deux une graine de ricin et d'appliquer la surface de section sur la peau, pour provoquer rapidement du prurit, de l'érythème et de l'urticaire. Alilaire est sensible à la fièvre des foins, mais aucun des sujets, atteints de cette maladie et examinés par nous, ne réagissait à la ricine.

Cette hypersensibilité reconnaît certainement pour cause une manipulation prolongée de la toxine végétale.

Pendant les années 1907 et 1908, Alilaire prépara en grand de la ricine, sans ressentir aucun symptôme anormal. Après un an d'absence, la susceptibilité s'est manifestée, dès qu'il a voulu reprendre ses travaux et elle dure encore. Elle s'était donc établie silencieusement.

Il n'existe pas, chez Alilaire, d'hypersensibilité à l'abrine et à la crotine (déposées sur la peau).

b) SECOND CAS.

Quand on injecte, quotidiennement, aux chevaux ou aux cobayes, des fractions de la dose mortelle de poison tétanique, les animaux succombent avant d'avoir reçu la totalité de cette dose (M. Nicolle et Adil-Bey, Knorr, M. N. et Pozerski) Quelques rares cobayes arrivent, cependant, à supporter la somme des injections, mais sans acquérir d'immunité (état d'équilibre, entre la résistance et l'hypersensibilité). — Résultats identiques, chez les cobayes et les lapins auxquels on administre la toxine botulique (Kempner). — La moitié environ des cobayes, traités quotidiennement par des traces de poison diphtérique, deviennent réfractaires, l'autre moitié hypersensibles (M. N. et P.).

CHAPITRE V

SUBSTANCES FONDAMENTALES

Les toxines sont contenues, dans les cellules et les humeurs, au sein de composés albuminoïdes très variés, que l'un de nous (avec Loiseau) proposa, jadis, de désigner sous le nom, volontairement imprécis, de « substances fondamentales ».

Lorsqu'il nous est venu à l'idée (M. Nicolle, Loiseau et Forgeot) d'étudier, parallèlement — pour certains *microbes* — cellules bactériennes atoxiques, filtrats actifs et cellules bactériennes toxiques, les effets propres des substances fondamentales ont apparu nettement et, du même coup, l'identité des toxines « solubles » et « solides » s'est imposée sans difficulté. Auparavant, on ne savait pas discerner, chez les échantillons toxiques, les propriétés respectives du poison et de la matière microbienne; d'où la conception, nécessairement vague, des « endotoxines » plus ou moins toxiques, qui a tant gêné l'un de nous dans son travail sur les anticorps.

Le parallèle des *humeurs* (sérums notamment) atoxiques et toxiques conduit aux mêmes conclusions. — Rappelons le cas spécial du suc pancréatique, lequel, inactif, ne détermine que des réactions de substance fondamentale, alors qu'activé il manifeste, en outre, le pouvoir escharifiant étudié par M. Nicolle et Pozerski.

Nous envisagerons, successivement : les *effets* des substances fondamentales *sur les sujets neufs*; la *sensibilisation active* vis-à-vis de ces substances; la *sensibilisation passive* (M. Nicolle) ; l'*état réfractaire spécial*, qui suit les injections d'épreuve.

A. — EFFETS SUR LES SUJETS NEUFS

Pratiquement, les substances fondamentales se montrent inoffensives (sauf chez les individus anormalement susceptibles : maladie sérique). Les humeurs atoxiques peuvent être injectées impunément dans les veines et ne produisent, sous la peau, que des œdèmes passagers. Les microbes atoxiques ne tuent, dans les veines, qu'à des doses *forcées* et n'engendrent de bourbillon, sous la peau, que s'ils contiennent des restes de toxine (nous interprétons ainsi, aujourd'hui, les résultats obtenus, autrefois, avec Loiseau).

Maladie sérique. — Étudiée surtout chez l'homme (von Pirquet et Schick), mais signalée auparavant chez les bovidés (Chambon, Béclère et Ménard).

Incubation de 8-12 jours. Urticaire locale et plus ou moins généralisée; adénopathies; œdèmes; arthralgies, fièvre, d'ordinaire sans phénomènes réactionnels bien intenses; leucopénie.

B. — SENSIBILISATION ACTIVE

I. — *CAS DES HUMEURS ATOXIQUES*

On injecte ces humeurs une ou plusieurs fois, par n'importe quelle voie (dans le cas de la voie sanguine, la mort peut survenir à partir de la seconde injection); on éprouve ensuite les animaux soit sous la peau, soit dans les veines, selon que l'on désire étudier soit la sensibilité locale, soit la sensibilité générale. Chez le cobaye, des traces minimes d'antigène suffisent pour rendre le sujet susceptible après deux semaines.

a) SYMPTOMES CARACTÉRISTIQUES.

[Quand les sujets ont réagi une première fois (maladie sérique), on peut prononcer le nom d'hypersensibilité.]

I. — Chez l'homme.

Lors de réinjection (sérums), on observe tantôt la *réaction accélérée* (incubation de 5-7 jours; accidents ordinaires), tantôt la *réaction immédiate* (incubation réduite au minimum; œdèmes locaux énormes; rien autre) — von Pirquet et Schick.

II. — Chez le lapin.

α. — *Épreuve sous-cutanée.*

Œdèmes de plus en plus marqués, à mesure que croît la sensibilité (*phénomène d'Arthus*).

β. — *Épreuve intraveineuse.*

Parfois mort très rapide, ordinairement mort moins brusque ou guérison.

1. — **Mort très rapide.**

Phénomènes analogues à ceux que déterminent, dans les veines des sujets neufs, les toxines microbiennes qui donnent soit l'eschare humide, soit le type N, *mais* absence constante de coagulations sanguines.

II. — Mort moins brusque ou guérison.

Agitation, miction, défécation, polypnée. État de narcose; respiration superficielle de plus en plus rare, puis arrêt définitif. — *A l'autopsie*, congestion des viscères abdominaux. Poumons pâles. Le cœur bat, le sang est incoagulable (fibrinogène conservé).

Les *cas curables* succèdent à des accidents de gravité variée; la guérison s'opère d'autant plus vite que l'animal était plus près de mourir.

III. — Chez le cobaye.

α. — Épreuve sous-cutanée.

Négative, sauf pour les sujets fortement sensibilisés (Briot et Aynaud).

β. — Épreuve intraveineuse.

Dans la règle mort ou guérison rapides, parfois mort relativement lente.

I. — Mort ou guérison rapides.

(*Phénomène de Theobald Smith.*) — Immobilité et inquiétude, éventuellement agitation temporaire. Respiration saccadée et contradictoire; miction, défécation. Exorbitis, nystagmus; éternuements; prurit. L'animal saute d'une pièce, de plus en plus violemment et fréquemment, puis tombe sur le côté. Emprosthotonos, suivi de convulsions respiratoires. Soif d'air, perte du réflexe cornéen, mort. — *A l'autopsie*, congestion des viscères abdominaux. Poumons pâles, saillants, distendus. Le cœur bat; coagulation du sang plus ou moins retardée.

Quelle que soit leur violence, ces accidents peuvent se terminer par une véritable *résurrection*, dont la brusquerie étonne.

II. — Mort relativement lente.

Excitation ou non au début. Le sujet se gratte le museau et les flancs. Somnolence progressive, poil piqué, yeux chassieux.

Finalement, ventre gros, tendu, douloureux; coma de plus en plus accentué, ralentissement croissant de la respiration et arrêt mortel. — *A l'autopsie*, congestion violente des organes de l'abdomen. Poumons pâles, mais affaissés. Le cœur bat; sang incoagulable.

La *guérison* n'est pas rare, mais demande plusieurs heures.

b) PHYSIOLOGIE PATHOLOGIQUE.

Nous rechercherons, d'abord, les *causes de la mort*, lente ou brusque; puis, les *causes des accidents locaux et à distance*.

I. — Mort lente.

Le cas le mieux étudié est celui du *chien*, que nous présenterons en résumé.

Symptomatologie. — Excitation : vomissements, miction, défécation, polypnée. — Dépression : stupeur, titubation, chute, narcose profonde, faiblesse musculaire, anurie. — Incoagulabilité du sang (fibrinogène conservé), leucopénie. — Inefficacité de la respiration artificielle; inefficacité de l'adrénaline; action préventive et curative de $BaCl^2$.

Expériences et théorie de Biedl et Kraus. — Le fait dominant, c'est la chute de tension artérielle, qui détermine, par anémie des centres, d'abord les phénomènes d'excitation (centres du vomissement, de la miction...), puis l'état de dépression. Cette chute de tension reconnaît pour cause une paralysie vaso-motrice périphérique.

Objections de Ch. Richet et de Scott. — Le nitrite d'amyle, paralysant vaso-moteur type, n'engendre rien de semblable; l'animal ne se saigne pas dans son système porte; l'adrénaline agit (Richet). — La paralysie des artérioles, seule, ne saurait gêner la circulation capillaire, au contraire; il faut, de toute nécessité, admettre une action directe sur l'endothélium capillaire, dont on connaît aujourd'hui la contractilité; les « poisons capillaires » de Heubner (sels de divers métaux lourds, émétine...) produisent les mêmes effets que la réinjection de sérum chez un animal sensibilisé (Scott).

Voici la conclusion que nous adopterons. Les phénomènes de dépression sont dus, sans conteste, à la chute de tension artérielle. Celle-ci traduit l'influence de l'agent nocif sur les capillaires eux-mêmes (le chlorure de baryum n'est efficace que parce qu'il détermine, électivement, la contraction de l'endothélium — travaux du laboratoire de Jacoby). L'agent nocif s'est montré, dans toutes les expériences *in vitro* (organes isolés) et *in vivo*, un excitant et non un paralysant de la fibre lisse (Schultz, Dale, Auer et Lewis...), comme va nous l'apprendre encore le mécanisme de la mort brusque du cobaye. On ne saurait s'empêcher de croire que c'est l'irritation directe de cette fibre lisse qui provoque les accidents initiaux (vomissements, miction...).

Nous considérons, également, comme traduisant une action sur les capillaires, la chute de tension artérielle déterminée par les diverses toxines à eschare humide ou à type V.

II. — *Mort brusque.*

Le cas le mieux étudié est celui du *cobaye*.

Expériences de divers auteurs (*Anderson et Schultz, Auer et Lewis, Biedl et Kraus, Löwit...*). *Théorie.* — On retrouve, ici encore, la dépression artérielle, mais quelque chose tue avant elle, le spasme bronchique. L'existence de ce spasme a été solidement établie : par la clinique (suffocation brutale) ; par l'examen anatomique (poumons pâles, saillants à l'ouverture du thorax); par l'étude histologique (alvéoles dilatés, vaisseaux revenus sur eux-mêmes; lumière des bronches secondaires et tertiaires rétrécie, muqueuse plissée), par la thérapeutique (action préventive et curative de l'atropine); par l'expérimentation (difficulté extrême de poursuivre la respiration artificielle à un moment donné; immobilité et réplétion des poumons, lorsqu'on pratique, alors, l'examen direct, le cœur battant encore).

III. — *Accidents locaux et à distance.*

(Œdèmes, urticaire....)

Il faut faire intervenir, dans leur explication : d'abord la paralysie des capillaires; puis, l'incoagulabilité du sang et l'hyperproduction de la lymphe (incoagulable, elle aussi), observée par Calvary.

Par conséquent, les accidents que présentent les sujets sensibilisés reconnaissent pour causes : la paralysie des endothéliums capillaires, l'excitation des fibres lisses, l'incoagulabilité du sang et de la lymphe et l'hyperproduction de la seconde de ces humeurs. Beaucoup d'entre eux ne diffèrent pas de ceux que nous avons déjà rencontrés, en étudiant l'action des toxines sur les sujets normalement ou anormalement susceptibles et sur les sujets devenus hypervulnérables, D'autres (telle, l'incoagulabilité du sang) semblent plus particuliers. Nous sommes donc amenés à conclure que, sans parler des conditions expérimentales, ce qui caractérise les phénomènes dont il vient d'être question, c'est, avant tout, un groupement et une évolution déterminés, variables selon les espèces animales.

II. — *CAS DES MICROBES ATOXIQUES*

Ils engendrent les mêmes accidents que les humeurs atoxiques, chez les animaux rendus artificiellement susceptibles (travaux du laboratoire).

Un *cas spécial* est celui de la *tuberculine* (substance fondamentale du bacille de Koch) *ou* du *bacille tuberculeux* (soit vivant, soit mort). Ici, les sujets chroniquement infectés, c'est-à-dire chroniquement sensibilisés, acquièrent une extrême vulnérabilité et présentent les troubles locaux (cutanés, oculaires...) éloignés et généraux que l'on sait. Ainsi, pour la *malléine*.

III. — *CAS DES MICROBES ET HUMEURS TOXIQUES*

En présence d'animaux devenus sensibles, la clinique et l'expérimentation permettront de discerner ce qui revient à la substance fondamentale, dans la genèse des phénomènes observés.

C. — SENSIBILISATION PASSIVE

Décrite, pour la première fois, par l'un de nous. On la démontre en injectant, soit préventivement, soit mêlé à l'antigène choisi, le sérum de l'animal sensibilisé. Elle s'observe non seulement avec les humeurs (M. Nicolle, Briot, Pozerski...), mais encore avec les microbes (sérum antidiphtérique : M. Nicolle et Loiseau; sérum antiméningococcique : Briot et Dopter; sérum antipesteux : Briot et Dujardin-Beaumetz...). On l'a souvent signalée dans le cas du bacille tuberculeux (anciennes recherches de Bail, nombreuses recherches récentes). A cette sensibilisation passive se rattache la *susceptibilité héréditaire* (Rosenau et Anderson).

Les curieuses expériences de Schultz, Dale, Launoy, sur les organes isolés, montrent qu'il existe une *susceptibilité locale passive*, se traduisant par les mêmes réactions motrices que la *susceptibilité locale active* dont nous avons déjà parlé.

D. — ÉTAT RÉFRACTAIRE SPÉCIAL, CONSÉCUTIF AUX ÉPREUVES

(Rosenau et Anderson, Besredka.) — Il dure plus ou moins longtemps, puis le sujet redevient sensible. Il s'observe pour les organes isolés.

On peut le déterminer en introduisant l'antigène par diverses voies, éventuellement *per os* et *per anum.* On peut le réaliser très vite, en recourant aux injections subintrantes dans les veines (il faut commencer, naturellement, avec des doses inoffensives).

Cet état réfractaire s'obtient difficilement chez le lapin et chez le cobaye très sensibilisé (Briot et Aynaud). Nous indiquerons plus tard sa nature.

CHAPITRE VI

TOXINES PARTIELLES

Les toxines que nous avons étudiées jusqu'ici peuvent être désignées sous le nom de *toxines générales*, par opposition aux *toxines partielles* dont il nous faut parler maintenant et qui comprennent surtout les *hémotoxines*. Une telle distinction ne va pas cependant sans quelque arbitraire, car certaines « toxines générales », comme les neurotoxines, offrent des affinités très caractéristiques, tandis que certaines « toxines partielles », comme les leucotoxines, apparaissent dénuées d'individualité propre.

A. — HÉMOTOXINES

Agglutinines et *lysines* des globules rouges, dont les effets, bien connus, sont faciles à constater *in vitro*. *In vivo*, le rôle des agglutinines demeure plus que problématique et celui des lysines pratiquement insignifiant. Les hémotoxines — qui se divisent en trois groupes : animales, végétales, microbiennes — nous intéresseront donc principalement au point de vue général.

I. — *HÉMOTOXINES ANIMALES*

Ce sont celles des venins, notamment des *venins de serpents*. Elles accompagnent, chez les vipéridés, des toxines à eschare humide et, chez les colubridés, des neurotoxines types (parfois un mélange de neurotoxine et de poison escharifiant). On peut dire, *grosso modo*, que, chez les colubridés, les lysines l'emportent sur les agglutinines et que le contraire s'observe chez les vipéridés. Les lysines se montrent bien plus résistantes à la chaleur que les agglutinines et même parfois très résistantes (surtout en milieu acide). Il n'existe, chez les divers animaux, aucun rapport entre la sensibilité respective des globules rouges aux agglutinines et aux lysines.

Rappelons les caractères principaux de ces dernières. Pour une lysine donnée, certaines hématies apparaissent plus ou moins vulnérables, certaines entièrement réfractaires. On « dissout » les globules insensibles en faisant intervenir soit la lécithine, soit des sérums tantôt frais, tantôt chauffés (il est des sérums qui agissent frais, d'autres chauffés, d'autres enfin frais et chauffés). Delezenne et Mlle Ledebt ont vu que le venin de cobra décompose la lécithine, avec production d'un corps hémolysant (anhydride de l'éther monopalmitophosphoglycérique de la choline, selon Fourneau) et ils considèrent l'action de ce venin sur les globules rouges comme indirecte. — Le citrate de soude empêche l'attaque des hématies sensibles ou des hématies réfractaires additionnées de lécithine; le chlorure de calcium « réactive » (Gengou). — On connaît l'antagonisme habituel entre la cholestérine et la lécithine; il se retrouve entre la cholestérine et la phosphatide de Delezenne-Fourneau.

Les sérums antivenimeux sont antihémolytiques, mais ici l'effet ne reste pas strictement spécifique. Le sérum de Calmette neutralise la lysine du *bungarus cœruleus*; le sérum de Lamb, celle de l'*echis carinatus*; le sérum de Tidswell, celle de l'*echis carinatus* et de l'*enhydrina valakadien*.

Tout semble indiquer que les lysines des venins se rapprochent beaucoup des neurotoxines, dans leur constitution; il n'y a cependant pas identité, car, si l'on examine la série des colubridés, on s'aperçoit qu'au regard de tel animal et de ses hématies, les deux agents ne varient point parallèlement (loin de là — Rogers).

II. — *HÉMOTOXINES VÉGÉTALES*

La *ricine* agglutine, souvent avec énergie, les globules rouges de diverses espèces; elle dissout ceux du barbeau (Fränkel). L'*abrine* agglomère aussi nombre d'hématies. De même pour la *crotine*, qui dissout en outre les globules rouges de lapin et de corneille (un peu ceux du bœuf, à peine ceux du cobaye — Agulhon).

L'existence d'agglutinines végétales fort actives *in vitro* et inoffensives *in vivo* (légumineuses, solanées...) démontre l'innocuité du principe agglomérant chez l'animal; elle constitue, également, la meilleure des preuves en faveur de l'indépendance générale des principes agglomérant et toxique.

Les lysines sont plus sensibles au chauffage que les agglutinines. Ni la lécithine, ni les sérums normaux ne font apparaître de dissolution globulaire là où les toxines végétales, seules, se montrent inefficaces.

Les agglutinines résistent à la trypsine. Les sérums

préparés avec elles les « neutralisent » spécifiquement; le sérum anticrotinique neutralise aussi l'hémolysine correspondante.

III. — *HÉMOTOXINES MICROBIENNES*

Nous ne ferons allusion ici qu'aux *hémotoxines bactériennes*, dont les caractères peuvent se résumer brièvement.

« Solubles » ou « solides », comme les poisons bactériens eux-mêmes. *In vivo*, rôle très effacé des lysines. *In vitro*, pas de réactivation de ces dernières par les sérums ou la lécithine; influence empêchante de la cholestérine, dans plusieurs cas (tétanolysine, vibriolysine...). Aucun rapport forcé entre l'hémotoxicité et la toxicité.

Toutes les hémotoxines bactériennes ne sont point antigènes, ce qui permet de croire que certaines représentent en réalité des agents d'ordre banal.

B. — LEUCOTOXINES

L'agglutination et la lyse des globules blancs ont été observées *in vitro* avec les venins, les toxines végétales (agglutination seule), les filtrats ou corps microbiens (staphylocoque, vibrion septique et *bacterium Chauvæi* — bacille pyocyanique). *In vivo*, la leucolyse se manifeste par la production d'abcès et de bourbillons; indices de la mortification des globules blancs, que peuvent réaliser toutes les toxines escharifiantes sous forme « solide ». Les leucotoxines ne doivent donc pas être distinguées de ces poisons nécrosants.

CHAPITRE VII

VUE D'ENSEMBLE SUR LES ANTICORPS

Nous connaissons déjà les effets d'un groupe très important, celui des antitoxines. Pour pénétrer plus avant dans notre sujet et en élargir la portée, il convient d'aborder l'étude générale des divers anticorps (artificiels).

M. Nicolle, Abt et Pozerski ont proposé, jadis, une conception d'ensemble qui expliquait simplement et clairement les faits alors connus et que ne contredisent pas les acquisitions nouvelles. Nous la rappellerons brièvement, dans ce chapitre, complétant et précisant certains points; on s'efforcera ultérieurement d'aller plus loin,

Les cellules, humeurs, toxines et diastases possèdent — et possèdent seules — le pouvoir de déterminer, chez les animaux auxquels on les administre, la formation de substances spéciales, les *anticorps*. Par récurrence, on appelle *antigènes* le groupe des cellules, humeurs, toxines et enzymes. Faut-il rappeler que les cellules et humeurs doivent être, d'ordinaire, administrées à des sujets d'espèce différente et que les animaux supérieurs sont ceux qui fabriquent le mieux les anticorps?

Les *anticorps cellulaires* comprennent les *agglutinines* et les *lysines*; ces dernières (ainsi que toutes les lysines) n'agissent qu'avec le concours de certains constituants des sérums frais, les *compléments*.

Les *anticorps des humeurs* renferment les *précipitines* et les *sensibilisatrices de Gengou*; l'un de nous considère ces dernières comme les lysines des humeurs.

Les *anticorps des toxines* se réduisent, selon les auteurs, aux *antitoxines*. L'un de nous fait de celles-ci des coagulines et leur oppose les *toxinolysines* décelables, par la méthode Bordet-Gengou, chez les sujets hypersensibles.

Nous considérons donc que tout antigène peut provoquer l'apparition, dans l'organisme traité, de deux sortes d'anticorps opposés (au moins en apparence) : une coaguline (agglutinine, précipitine, antitoxine) et une lysine (cytolysine, « sensibilisatrice de Gengou » ou albuminolysine, toxinolysine).

Laissant momentanément de côté ce qui concerne les *anticorps des enzymes*, nous étudierons d'abord les anticorps en général, puis, successivement, ceux des cellules, humeurs et toxines.

A. — ANTICORPS EN GÉNÉRAL

Substances de nature inconnue, résistant *grosso modo* à 55° et certainement colloïdales (comme les antigènes), ainsi que le démontre l'histoire de leurs réactions.

In vitro, elles se fixent sur ces antigènes, sans suivre la loi des proportions définies; il s'agit donc d'un phénomène physique (physico-chimique, si l'on préfère), que nous chercherons plus tard à nous représenter le mieux possible. Une fois fixés, les anticorps exercent leur action, visible ou non suivant les cas. Les coagulines agglomèrent soit les cellules, soit les micelles des humeurs, dans des conditions convenables de mélange et de concentration saline; nous pensons que c'est aussi par condensation qu'elles « neutralisent » les toxines. Les lysines, avec le concours des compléments, attaquent les antigènes correspondants et peuvent engendrer alors des substances nuisibles, toujours bien moins abondantes qu'*in vivo*, où lysines et compléments se renouvellent une fois consommés.

In vivo, les coagulines cellulaires et humorales ne semblent pas déterminer d'effets appréciables (il est permis, cependant, de croire que les agglutinines énergiques peuvent tuer, par condensation brutale, les cellules et notamment les germes « très tendres »); les coagulines des poisons (antitoxines), représentent, sans conteste, les agents de l'immunité antitoxique. Le rôle des lysines doit être défini exactement pour chaque groupe de cas.

B. — ANTICORPS DES CELLULES

I. — *AGGLUTININES*

Ce sont des coagulines dont l'action, uniquement superficielle chez les antigènes « durs », s'exerce plus profondément chez les autres. Il faut leur rapporter la paralysie des éléments mobiles. *In vitro*, la fixation, évidente du fait même de l'agglomération des cellules sensibles, se mesure en titrant le liquide surnageant. — *In vivo*, une baisse du pouvoir agglutinant suit chaque réinjection de l'antigène et traduit la rencontre de celui-ci avec la coaguline spécifique.

II. — *LYSINES*

In vitro, leur effet peut demeurer inappréciable à l'œil et même au microscope. On le décèle, alors, par la méthode Bordet-Gengou; éventuellement, aussi, par la toxicité des produits formés durant la lyse. Lorsque l'attaque des cellules devient manifeste, on observe des altérations qui varient selon la nature des éléments et la gravité de l'injure subie (issue de l'hémoglobine, pour les hématies; désintégration plus ou moins profonde des leucocytes; changements de forme et de structure, chez les bactéries...), mais qui aboutissent rarement à la dissolution totale.

L'effet des lysines *in vivo*, beaucoup plus intense on le conçoit, réclame une étude minutieuse. La cytolyse intervient dans des circonstances très diverses, dont les unes nous intéressent directement, les autres de moins près. Éliminons d'abord ces dernières.

Un organisme devient immun contre tel ou tel germe pathogène, quand il acquiert le pouvoir de s'en débarrasser. Comment s'en débarrasse-t-il? Tantôt « silencieusement », tantôt au milieu de phénomènes morbides, voire même mortels si leur violence dépasse certaines limites. Pour simplifier les choses, supposons le cas de microbes peu toxiques (*sensu* : toxines solubles). Le sujet se trouve immunisé soit activement (vaccination, maladie), soit passivement (sérum spécifique). Lorsque la destruction des germes évolue sans bruit, cela peut tenir aux deux raisons suivantes : des microbes peu nombreux ont été « dissous » rapidement par une lysine énergique, mais la dissolution n'a pas engendré assez de substances toxiques pour déterminer des accidents appréciables; ou bien : des microbes, éventuellement plus nombreux, ont été « bloqués » par une coaguline (agglutinine) énergique et la dissolution ultérieure, ménagée, n'a pu troubler l'équilibre de l'organisme. Lorsque la destruction des germes s'opère bruyamment, au lit du malade (crise) ou dans le laboratoire (injection intraveineuse, chez les animaux immunisés activement ou passivement contre divers virus), il s'agit toujours de la dissolution massive d'un grand nombre de microbes et de l'empoisonnement obligé par les « substances fondamentales » brusquement décoagulées; nous en connaissons déjà l'histoire. — Ce qu'on appelle pratiquement réaction d'immunité correspond donc tantôt à un phénomène lytique, que le faible nombre de germes détruits rend inoffensif, tantôt à un phénomène de coagulation (lequel constitue la *réaction d'immunité vraie*, peut-être la plus rare, surtout la plus mal connue). Ce qu'on appelle pratiquement réaction d'hypersensibilité (ou mieux de sensibilité acquise) correspond toujours à un phénomène lytique, portant sur de nombreux germes.

Envisageons, maintenant, les cellules non microbiennes et atoxiques. Des animaux de l'espèce A reçoivent, par exemple, des hématies de l'espèce B; leur sérum acquiert le pouvoir de les dissoudre *in vitro* et *in vivo* et de sensibiliser contre elles les individus neufs. Chacun le sait; on sait également que le sérum des animaux A (traités, bien entendu) engendre des accidents graves et souvent mortels chez l'espèce B. Quelle est la nature de ces accidents? Le sérum des sujets A attaque les hématies des sujets B; d'où une anémie, parfois profonde, mais certainement incapable d'amener la mort. La destruction des globules rouges libère des produits nuisibles, comme le ferait la destruction d'hématies étrangères; on n'observe, cependant, aucun des symptômes dénommés anaphylactiques (l'excès d'antigène présent ralentissant la vitesse d'attaque de l'anticorps introduit). Il faut donc attribuer les troubles les plus importants à une action toxique générale, en d'autres termes admettre que l'injection des globules B détermine la formation, chez les animaux A, non seulement d'un anticorps agissant comme toxine partielle (hémolysine), mais aussi d'un anticorps agissant comme toxine générale. Nous étudierons bientôt l'histoire complète de ces « anticorps-toxines », les uns, *artificiels*, consécutifs à l'administration de cellules diverses, les autres, *naturels*, présents dans le sérum normal de beaucoup d'espèces.

C. — ANTICORPS DES HUMEURS

I. — *PRÉCIPITINES*

In vitro, elles agglutinent les micelles des antigènes correspondants (albuminoïdes isolés, comme la caséine; albuminoïdes contenus dans les humeurs ou les extraits cellulaires). On n'en saurait douter, mais les phénomènes observés déroutent de prime abord : l'antigène semble précipiter l'anticorps. Il s'agit, simplement, d'un entraînement secondaire de certaines substances protéiques du sérum spécifique, lequel entraînement se réduit beaucoup et peut même manquer quand on ne dilue pas l'humeur étudiée. — *In vivo*, elles ne paraissent déterminer rien d'anormal, sauf la baisse du pouvoir coagulant chez les sujets traités, indice de leur fixation.

II. — *LYSINES*

(Sensibilisatrices de Gengou.) *In vitro*, on les décèle par la méthode Bordet-Gengou. L'un de nous a montré, jadis, que la déviation du complément, dans les réactions d'anticorps, devait être considérée comme traduisant une lyse; ici, une albuminolyse. — On les décèle aussi, avec plus ou moins de facilité, par la recherche des produits toxiques engendrés au cours de cette lyse; produits susceptibles, notamment, de déterminer le bronchospasme caractéristique chez le cobaye (injection intraveineuse).

In vivo les anticorps de Gengou manifestent un bien autre pouvoir. Nous les rencontrons dans *deux ordres de cas*.

Quand on sensibilise activement ou passivement les animaux contre les humeurs, ils offrent, lors de l'épreuve, les symptômes et lésions décrits à propos des « substances fondamentales », phénomènes de Théobald Smith et d'Arthus en particulier.

Quand on injecte aux sujets de l'espèce B le sérum d'animaux de l'espèce A traités par le sérum B, ces sujets se comportent comme si, sensibilisés à un sérum C, on le leur avait administré en manière d'épreuve. Les « anticorps-toxines » des humeurs ne déterminen donc pas les mêmes effets que les « anticorps-toxines » des cellules animales (M. Nicolle et Césari). Nous avons vu que le fait dominant, avec ces derniers, c'est l'empoisonnement *primaire*, par altération des éléments de l'économie (injure directe). Avec les premiers, c'est exactement l'inverse qui s'observe : empoisonnement *secondaire*, par les produits de l'action lytique (injure indirecte). Pourquoi? Parce que les humeurs sont beaucoup plus décoagulables que les cellules, comme toute leur histoire le démontre.

Chez les sujets activement ou passivement sensibilisés contre n'importe quelle espèce de substance fondamentale, l'*état réfractaire spécial qui suit les épreuves* reconnaît, selon nous, pour cause la chute du pouvoir lytique, c'est-à-dire la consommation plus ou moins prolongée des lysines qui doivent détruire l'antigène administré. *Immunité par épuisement, opposable à l'immunité par substance ajoutée*, dirons-nous en reprenant l'idée profonde de Pasteur. C'est d'ailleurs la loi générale, dans le monde des anticorps : tout organisme rendu susceptible aux cellules, aux humeurs, aux toxines (soit du fait de l'infection, soit du fait d'un traitement artificiel), subit constamment une chute de son pouvoir spécifique acquis, après introduction de l'antigène correspondant.

D. — ANTICORPS DES TOXINES

I. — *ANTITOXINES*

In vitro, nous admettons qu'elles coagulent les toxines. Ce sont les précipitines de ces poisons, comme les précipitines représentent les agglutinines des micelles albumineuses. D'ordinaire, l'œil ne perçoit rien ; mais il y a, parfois, entraînement secondaire de certains constituants du sérum spécifique et le mélange se trouble (toxines végétales et leurs antitoxines, plusieurs venins et leurs antivenins), analogie significative avec les précipitines. Les mêmes lois régissent d'ailleurs les interactions des trois types de coagulines (agglutinines, précipitines, antitoxines) et des antigènes correspondants.

Ces anticorps forment donc bien un groupe naturel, dont nous chercherons ultérieurement à nous représenter les effets. — *In vivo*, le mécanisme n'est pas différent. — *Dans les deux cas*, si la coagulation s'opère avec énergie, le complexe résultant sera dissocié *très lentement*, sans dommage pour l'organisme; si elle demeure insuffisante, un empoisonnement subaigu (qu'Ehrlich rapporte aux imaginaires « toxones ») remplacera l'habituel empoisonnement aigu.

Rappelons que chaque injection de toxine amène, chez les animaux traités, une baisse du pouvoir antitoxique des humeurs.

II. — *TOXINOLYSINES*

Les plus mal connus de tous les anticorps. Nous leur attribuons l'hypersensibilité aux toxines; le sérum des sujets devenus anormalement susceptibles dévie le complément en présence du poison spécifique (M. Nicolle et Pozerski, Armand-Delille, Delanoë).

CHAPITRE VIII

ANTICORPS-TOXINES

Obtenus par injection des antigènes correspondants : *anticorps-toxines artificiels* — ou présents dans les sérums normaux : *anticorps-toxines naturels*.

Nous les avons dénommés ailleurs « toxines-anticorps », mais le terme d' « anticorps-toxines » est infiniment plus exact.

A. — ANTICORPS-TOXINES ARTIFICIELS

Nous étudierons, successivement, leurs *effets in vitro* et *in vivo*. Rappelons que, seuls, les sérums antihumoraux et anticellulaires jouent le rôle de toxines.

I. — *EFFETS IN VITRO*

Nous avons dit l'essentiel sur les anticorps-toxines des humeurs; on ne saurait être aussi bref sur ceux des éléments figurés, dont il nous reste à parler.

Les auteurs décrivent un grand nombre de cytotoxines, autant que d'espèces de cellules ou presque. Il faut avouer que si les caractères des hémotoxines sont aujourd'hui bien connus — grâce aux travaux de Bordet, d'Ehrlich et de tant de chercheurs — ceux des autres cytotoxines et même la réalité de beaucoup d'entre elles demeurent assez problématiques. Lorsqu'on tente de pénétrer dans ce sujet, on va de surprise en surprise. Ainsi : le sérum des lapins, qui reçoivent de la rate de cobaye, inoffensif pour le cobaye, respecte ses globules et ne dissout que ceux du mouton; le sérum des lapins, qui reçoivent du foie de cobaye, se comporte pareillement (il hémolyse, de plus, les globules du cheval; etc...).

Nous nous limiterons donc forcément *à l'étude des hémotoxines* (agglutinines et lysines).

Les *agglutinines* coexistent ou non avec les lysines correspondantes. Elles manifestent souvent mieux leur action vers 0° que vers 38°. Une forte agglomération des hématies retarde toujours le procès hémolytique (38°); d'où la nécessité d'agiter fréquemment les tubes, pour lutter contre cet effet antagoniste. Le chauffage à 55° respecte, dit-on, les agglutinines; pas toujours, avons-nous constaté.

Les *lysines* (sensibilisatrices, ambocepteurs) n'agissent que grâce au concours de certains éléments des sérums frais, les *compléments* (alexines) ; ces substances, dont nous ignorons totalement la nature, ne résistent pas à 55°. Un sérum « anti », frais, contient et de la lysine et du complément; il peut donc dissoudre seul les globules rouges. De fait, il dissout parfois, sous le volume de 1 centimètre cube, 1 centimètre cube d'émulsion (5 p. 100), après avoir été dilué au centième; mais c'est tout. Pourquoi? Durant le « traitement », l'alexine ne subit aucune augmentation. Quelle que soit l'énergie du sérum obtenu, il faut, pour mettre en évidence cette énergie, un centième de centimètre cube au moins de complément (sérum frais très actif). Si donc on ajoute semblable dose à des ambocepteurs soit frais (suractivation) soit chauffés (réactivation) et progressivement dilués, on pourra voir se produire l'hémolyse à 10^{-3}, 10^{-4} et même 10^{-5} centimètre cube (expériences personnelles). Notons que la comparaison des sérums anti, suractivés et réactivés, permet de dépister, dans certains cas, l'affaiblissement de la lysine vers 55° (M. Nicolle et Césari).

Il n'est pas sans importance d'employer tel ou tel complément, quand on veut réactiver une sensibilisatrice. Voici, là-dessus, ce que nous avons observé.

L'alexine de cobaye réussit presque constamment; on doit la considérer comme la plus énergique de celles qu'on a sous la main. L'alexine de lapin vient ensuite; puis, l'alexine de cheval; enfin, l'alexine de mouton (faible et assez rarement efficace). — Pour un globule et un complément donnés, la provenance de l'ambocepteur n'est pas toujours indifférente. L'alexine de lapin réactive (ou suractive) les sérums antihématies de cheval et de bœuf, fournis par le cobaye et le lapin; elle réactive (ou suractive) le sérum antihématies de mouton fourni par le cobaye, mais non celui fourni par le lapin. — Mentionnons encore que si certains compléments semblent incapables d'agir en présence des globules homologues (sérums de cheval et de mouton), d'autres paraissent dénués d'une telle incompatibilité (sérums de cobaye et de lapin).

Nous ne saurions insister davantage sur l'histoire des hémotoxines et nous renvoyons aux travaux des auteurs, notamment à ceux de Bordet, de Gengou, de H. Sachs et de Morgenroth.

II. — *EFFETS IN VIVO*

a) TOXINES DES HUMEURS (TYPE 2).

[Nous appellerons, conventionnellement, les sérums antisérums : anticorps-toxines du type 2.]

Exemple : le sérum de lapin traité par le sérum de cobaye, lorsqu'on l'injecte chez le cobaye. Pas d'eschare sous-cutanée (donc nature antihumorale incontestable de la toxine); phénomène de Theobald Smith, dans les veines (M. Nicolle et Césari).

La toxicité spéciale d'un pareil sérum révèle, selon nous, l'existence de l'albuminolysine. Elle n'affecte aucun rapport avec l'albuminocoaguline (précipitine), car, de deux échantillons également (et fortement) précipitants, le premier peut se montrer très actif *in vivo* (voie intraveineuse), le second dépourvu de toute nocuité.

Comment concevoir le mécanisme des accidents (dont la description a été donnée antérieurement)? Le sérum-antisérum, introduit en pleine circulation, agit directement sur les albuminoïdes du plasma et, indirectement, sur les cellules (par les produits de l'albuminolyse). Il occasionne, ainsi, une chute de pression marquée et un violent bronchospasme qui enlève ordinairement l'animal avant que cette dépression ait pu le faire (analogie complète avec le mécanisme intime du phénomène de Th. Smith, dans le cas de sensibilité acquise aux diverses « substances fondamentales »).

Le sérum-antisérum chauffé (55°) se réactive sans peine *in vivo*, grâce à la quantité indéfinie de complément que contient le sang où il est injecté.

b) TOXINES DES CELLULES.

On connaît, aussi bien *in vivo* qu'*in vitro*, les effets des diverses hémotoxines (que nous appellerons *anticorps-toxines du type I*). Par contre, les biologues n'ont jamais pu s'entendre sur les autres cytotoxines et leur spécificité. C'est qu'ils conçoivent exclusivement cette spécificité d'une certaine façon et qu'elle peut se présenter d'une façon toute différente, comme le démontrent les recherches de Dörr et Pick (et les nôtres). Si l'on injecte, en effet, aux lapins, du rein ou du testicule de cobaye, des hématies ou du sérum de mouton, du rein de cheval, on obtient un anticorps-toxine particulier (que nous appellerons *toxine du type III*), dont les effets seront décrits bientôt et dont la spécificité, physique (physico-chimique, si l'on veut), « ignore » les classifications histologiques et zoologiques.

Résumons, brièvement, l'histoire des types 1 et 3.

I. — Type I.

α. — Injections sous-cutanées.

Contentons-nous de deux exemples.

I. — Sérum de lapin antihématies de cobaye, chez le cobaye.

S. frais : eschare, intermédiaire entre le type V et la nécrose humide classique. — *S. chauffé* à 55° : pas de lésion locale; on réactive facilement, grâce aux compléments de cobaye, cheval, lapin, mouton (alors, eschare).

A dose suffisante, le sérum frais ou chauffé tue les animaux en 2-6 jours, avec ictère, hémoglobinurie et anémie profonde (foie gras, rate grosse et noire, reins foncés, dégénérescence granulo-graisseuse du moycarde) ou en 10-15 jours, avec émaciation considérable et atrophie des viscères.

II. — Sérum de cobaye antihématies de lapin, chez le lapin.

Œdème de volume variable, sans escharification. A dose suffisante, accidents mortels plus ou moins rapides, comme chez le cobaye.

β. — *Injections intraveineuses.*

Mêmes exemples.

I. — Sérum de lapin antihématies de cobaye, chez le cobaye.

Suivant la dose, on fait périr les sujets en quelques heures ou en plus d'un jour. Voici comment se présente la forme suraiguë (pour les cas moins brusques, *vide supra*).

Agitation initiale inconstante. Polypnée, stupeur, poil piqué. Narcose progressive, décubitus latéral; respiration régulière, mais de plus en plus superficielle. Généralement hémoglobinurie, parfois selles sanglantes. Ventre gros, tendu, douloureux. Arrêts respiratoires temporaires, puis arrêt définitif. — *A l'autopsie*, congestion violente des viscères abdominaux, hémopéritoine non rare. Le cœur bat; pas de caillots. Sang incoagulable (sans doute par disparition du fibrinogène — phase négative des auteurs), plasma laqué ou non, selon la durée de la survie.

II. — Sérum de cobaye antihématies de lapin, chez le lapin.

Nous ne décrirons, ici encore, que la forme suraiguë.

Agitation et polypnée ou affaiblissement progressif. Miction; exorbitis, mydriase. Congestion, puis anémie des vaisseaux de l'oreille. Respiration superficielle; pauses temporaires. Mouvements de course, soif d'air, perte du réflexe cornéen, arrêt définitif de la respiration. — *A l'autopsie*, le cœur bat; congestion du foie et des vaisseaux abdominaux. Caillots intracardiaques inconstants. Sang coagulable, sérum laqué.

Les sérums antihématies chauffés se réactivent facilement *in sanguine*, comme tous les anticorps-toxines, quel qu'en soit le type.

γ. — *Rapports entre les effets in vivo et in vitro.*

Nos expériences nous ont conduit à admettre, chez les sérums antihématies, la présence simultanée de deux agents différents : toxique et hémolytique.

δ. — *Mécanisme de l'action in vivo.*

Même physiologie pathologique, pour l'*anticorps-toxine général*, que pour les toxines microbiennes à eschare humide ou à type V (voir : *chapitre II*). Quant aux effets de l'hémolysine associée, nous ne saurions leur attribuer un rôle décisif dans la terminaison mortelle.

II. — Type II.

α. — *Injections sous-cutanées.*

L'un quelconque des sérums dont nous avons parlé détermine à l'état frais, *chez le cobaye*, une eschare intermédiaire entre le type V et la nécrose humide. Le chauffage inactive; les compléments mentionnés plus haut réactivent. Les sujets ne succombent jamais.

β. — *Injections intraveineuses.*

Mort rapide, pour un volume convenable de sérum; sinon, rien. Réactivation aisée de la toxine chauffée, *in vivo*. Voici ce que l'on observe lors d'issue fatale (*toujours chez le cobaye*).

Stupeur, dyspnée violente et sans rémission. Tantôt l'animal titube, chancelle, tombe, tantôt il « s'aplatit » peu à peu. Spume, sanglante ou non, sortant par les narines; convulsions respiratoires, mort. — *A l'autopsie*, congestion des viscères abdominaux, écume trachéale, œdème pulmonaire. Le cœur bat. Lors d'issue très rapide, il peut y avoir des caillots cardiaques et vasculaires, baignant dans un sérum liquide et clair, mais ce n'est point la règle; ailleurs, le sang conserve ses caractères normaux.

γ. — *Rapports entre les effets in vitro et in vivo.*

L'hémotoxicité marquée pour le mouton (pouvoir hémolytique) accompagne sans exception — disons-le — la toxicité pour le cobaye, chez les sérums du type 3

(Dörr et Pick); mais *la réciproque n'est pas vraie* (M. Nicolle et Césari). Il s'ensuit que l'on doit supposer dans ces sérums, comme dans les sérums du type I, la présence de deux agents différents (bien que vraisemblablement voisins quant à leur constitution).

δ. — *Mécanisme de l'action in vivo.*

Localement, les sérums du type 3 déterminent la mortification des téguments (ce sont donc bien des anticorps-toxines cellulaires). Introduits dans la circulation, ils engendrent une chute marquée de pression et aussi un œdème pulmonaire suraigu (par augmentation subite de la perméabilité capillaire), auquel il convient d'attribuer la terminaison mortelle.

B. — ANTICORPS-TOXINES NATURELS

Vis-à-vis de beaucoup d'animaux et de leurs cellules (hématies, notamment), nombre de sérums étrangers jouent le rôle d'anticorps-toxines. Le domaine de ces toxines naturelles apparaît toujours plus étendu que celui des anticorps artificiels; mais il faut voir là, surtout, une affaire de quantité, car l'injection de telle espèce globulaire donnée engendre souvent la production de plusieurs hémolysines (on y reviendra bientôt).

Pour les animaux de laboratoire (cobaye, lapin) et leurs globules, les sérums de bœuf et de chien se montrent très toxiques, ceux des vertébrés inférieurs (grenouille, anguille, torpille...), encore davantage. *Nous prendrons comme type le sérum de bœuf*, que deux de nous ont particulièrement étudié (après Uhlenhuth et Händel, Dörr et Pick).

I. — *EFFETS IN VITRO*

Le sérum bovin agglutine et dissout divers globules (lapin, cobaye...); il est suractivable, inactivable et réactivable, quant à la lysine, ainsi qu'un anticorps artificiel. — Le sérum des sujets activement immunisés possède le pouvoir antiagglutinant et le pouvoir antilytique : il contient deux *anti-anticorps* (l'existence de l'anti-ambocepteur hémolytique ne saurait désormais faire aucun doute. — M. Nicolle et Césari).

II. — *EFFETS IN VIVO*

Le sérum bovin se comporte, en gros, comme un sérum antihématies (avec certains effets surajoutés, du type antisérum). Les injections sous-cutanées le montrent suractivable, inactivable et réactivable. Dans les veines, réactivation facile, par l'excès de complément circulant. — On peut immuniser les espèces sensibles, activement et passivement; on obtient alors l'état réfractaire et vis-à-vis de la toxine (absence de phénomènes généraux) et vis-à-vis de la lysine (absence d'hémoglobinurie). Le sérum des sujets activement immunisés contient, en plus des deux anti-anticorps déjà mentionnés, un troisième anticorps, dirigé contre l'ambocepteur toxique (M. Nicolle et Césari). — Nous considérons, avec Dörr et Pick, la toxine et la lysine comme des substances différentes, bien que sans doute voisines quant à leur constitution; nous pensons que la lysine ne joue *in vivo* qu'un rôle secondaire (ainsi que pour les anticorps-toxines du type I — *vide supra*); enfin, l'agglutinine nous semble dénuée de toute influence nuisible chez l'animal.

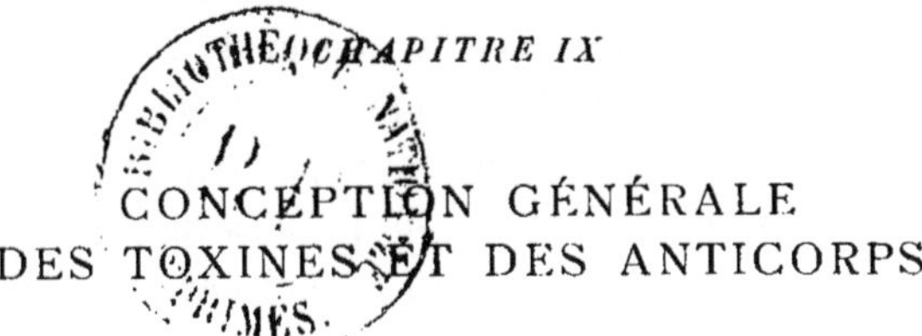

CHAPITRE IX

CONCEPTION GÉNÉRALE DES TOXINES ET DES ANTICORPS

A. — NATURE DES TOXINES

Bien qu'elle nous soit inconnue, l'ensemble des faits observés d'un côté, des comparaisons légitimes de l'autre, autorisent certaines déductions abstraites et suggèrent une représentation schématique très simple et non dénuée d'intérêt.

Agissant sur l'organisme vivant et justiciables des anticorps correspondants, les toxines offrent deux « éléments » distincts : actif et non antigène, inactif et antigène. L'étude anatomo-clinique indique que le même élément actif doit se rencontrer chez les divers poisons d'un même groupe; tandis que l'influence spécifique des sérums prouve l'individualité de l'élément antigène, chez chaque représentant du groupe.

Pareille conception s'impose avec les enzymes (diastases), dont l'histoire éclaire beaucoup celle des toxines et *vice versa*. D'ailleurs, saurions-nous distinguer entre enzymes et toxines, qui forment une suite continue? Aux deux bouts de la série, certainement; les enzymes apparaissant comme les diastases de la matière morte (voire de la matière inorganique), les toxines comme les diastases de la matière vivante — mais au milieu de la série.... Dira-t-on que la papaïne est un enzyme? Elle attaque, *in vitro*, les humeurs et les cellules; elle détermine aussi l'eschare humide, quand on l'injecte sous la peau et elle tue, dans les veines, à la manière des venins de vipéridés! Dira-t-on que le poison du *crotalus adamanteus* est une toxine? Il attaque, *in vitro*, les humeurs et les cellules! Nous avons donc uniquement l'impression de toxines types en présence de poisons inactifs « dans le verre » et d'enzymes types en présence de diatases inoffensives « dans le vif »; nous ne pouvons opposer que les cas extrêmes.

A quoi peuvent correspondre, *objectivement*, l'élément actif et l'élément antigène? Le premier, à un ou plusieurs composés chimiques simples ou relativement simples; le second, à un substratum colloïdal qui favorise le jeu de ces composés, parce qu'il multiplie leur surface d'attaque. Avec l'état actuel de nos connaissances, ce schéma doit suffire; il s'applique aux enzymes comme aux toxines, aux toxines partielles comme aux toxines générales; il suggère une nouvelle thérapeutique antitoxique.

B. — MODE D'ACTION DES TOXINES

On peut le concevoir double, *a priori*. *Direct* : injure grave des humeurs et des cellules, par dislocation de leurs constituants essentiels. *Indirect* : dislocation de constituants non essentiels et genèse de poisons d'espèce banale, qui altèrent par ricochet les substances « nobles » des tissus. Nous pensons, d'après l'ensemble de nos recherches, que l'effet direct constitue la règle. Comment expliquer, alors, l'action des trois types de toxines décrits antérieurement?

Les *toxines à eschare humide* semblent, d'ordinaire, décoaguler primitivement liquides et solides de l'organisme; en réalité, une coagulation ouvre la scène. On la constate aisément, *in vivo*, avec les venins qui déterminent la rigidité du sang, suivie de la phase négative quand les sujets survivent. On la constate non moins aisément, *in vitro*, avec le venin de *crotalus adamanteus* par exemple, lequel coagule le fibrinogène et la cornée du lapin, avant de les dissoudre. Tout conduit à l'admettre comme phénomène initial constant. La décoagulation ultérieure, caractéristique de l'action des poisons dont nous parlons, peut être due aux toxines elles-mêmes (comme pour le dernier cas cité), aux humeurs, aux deux. Le rôle décoagulant du plasma non altéré (dans le sang : phase négative; dans les tissus « intoxinés » : eschare humide locale et nécroses viscérales) s'explique sans aucune difficulté. On sait que les sels des métaux lourds, fixateurs histologiques types, coagulent les albuminoïdes; on sait, également, que les *coagula* formés se dissolvent quand on ajoute un excès d'albumine. Or, ces composés chimiques déterminent, *in vivo*, des altérations rappelant complètement celles qu'engendrent les toxines à eschare humide. Donc, le mécanisme de la décoagulation secondaire (dissolution dans un excès d'albumine), qui s'impose pour les sels des métaux lourds (et pour bien d'autres agents chimiques), peut valoir pour les poisons plus complexes étudiés ici.

Le mode d'action des *toxines à eschare sèche* ne diffère du précédent que par la moindre rapidité des phénomènes.

Quant aux *neurotoxines*, elles attaquent sûrement les lipoïdes des éléments nerveux, peut-être en les hydrolysant.

Nous ne dirons qu'un mot des *hémotoxines*. L'agglutination admet le mécanisme très simple qui sera décrit en parlant des anticorps (*vide infra*). L'hémolyse, avec les toxines végétales et microbiennes, offre tous les caractères d'une injure directe; mais, avec les venins? Quand il s'agit de globules sensibles, on la conçoit aisément comme due à l'altération immédiate des lipoïdes que contiennent les érythrocytes; quand il s'agit de globules réfractaires et qu'il faut faire intervenir la lécithine (ou les sérums chauffés), la théorie de l'action médiate (Delezenne et Mlle Ledebt) présente des avantages incontestables.

C. — FONCTION TOXIGÈNE

Il convient de l'envisager, successivement, *chez les bactéries*, les *végétaux* et les *animaux*.

I. — *BACTÉRIES*

Nous avons vu que beaucoup de microbes sécrètent des toxines et des toxines de nature variée. Ces poisons sont spécifiques; aussi leur existence constitue-t-elle un signe diagnostique précieux, le meilleur de tous quand on veut identifier les germes.

Dans la même espèce bactérienne, peuvent se rencontrer des échantillons atoxiques (atoxigènes) et des échantillons plus ou moins actifs (M. Nicolle, Loiseau et Forgeot). Pour un même échantillon, la fonction toxigène subit éventuellement et parfois très vite des oscillations considérables, sans raison apparente (Madsen). Il semble naturel de les rapporter aux oscillations numériques respectives des individus toxiques et inactifs; mais c'est là une supposition toute gratuite qui, reconnue légitime, ne ferait que reculer la difficulté. Inversement, certaines cultures défient les causes hostiles; ainsi, un échantillon de bacille de Shiga fut impunément cultivé de 42°,5 à 47°, pendant quarante-quatre jours (repiquages quotidiens), par M. Nicolle.

En général, les conditions mauvaises non seulement entravent l'exercice de la fonction toxigène, mais finalement affaiblissent celle-ci et l'annihilent (pour toujours? il est impossible de le savoir). Les conditions favorables, au contraire, permettent le plein exercice de la fonction, bien qu'elles paraissent incapables de l'augmenter et *a fortiori* de la faire naître (qui, d'ailleurs, saurait distinguer entre « création » et « renaissance »?).

Si l'on « superpose » les bactéries par toxicité croissante, on note *qu'en bas* se rencontrent les germes les plus septicémiques (comme les *pasteurellæ*) et *en haut* les germes incapables de végéter chez les animaux (comme le *bacillus botulinus*) — preuve saisissante de l'indépendance foncière des propriétés virulence et toxicité. *Au milieu*, les germes peuvent se montrer simultanément virulents et toxigènes, sans proportionnalité rigoureuse entre les deux caractères. — Parmi les organismes susceptibles de proliférer *in vivo*, on doit reconnaître deux groupes distincts. Dans l'un (le plus important de beaucoup), le développement des microbes ne nécessite point la nécrose préalable des tissus inoculés; dans l'autre (vibrion septique et *bacterium Chauvæi*, par exemple), c'est absolument l'inverse; les premiers seuls méritent le nom de virulents.

Pour obtenir une bonne toxine, il convient, naturellement, de réunir toutes les conditions favorables (composition et réaction du milieu, température) et d'assurer l'absence totale d'air aux anaérobies. Il faut aussi connaître l'époque où le poison atteint son maximum. — Mêmes réflexions, en ce qui concerne les hémotoxines.

Nous ne pouvons insister davantage sur des détails qui forment la substance d'ouvrages spéciaux. Bornons-nous à rappeler que les toxines abandonnent plus ou moins facilement, selon les cas, les cellules qui les élaborent et qu'il peut être indiqué éventuellement de travailler avec ces cellules et non avec les filtrats correspondants. Mentionnons, enfin, que les poisons bactériens sont sécrétés *in vivo*, avec une intensité particulière, même par les microbes qui n'en fournissent point *in vitro*.

II. — *VÉGÉTAUX*

Les toxines des plantes (poisons généraux et partiels) se rencontrent surtout dans les graines. Leur présence y paraît constante, chez certaines espèces; ainsi Stillmark, Agulhon, Alilaire n'ont jamais vu manquer ni le principe agglutinant ni le principe toxique chez 25 sortes de ricin. Il doit cependant exister des groupes où l'on trouve côte à côte des types toxiques et atoxiques.

Pendant la germination, les poisons disparaissent de façon variable, comme le montrent des recherches d'Agulhon, dont voici le résumé succinct.

Phaseolus multiflorus. — Diminution graduelle de l'agglutinine (il n'y a pas de toxine), dans les cotylédons; traces, dans la plantule.

Ricin. — Diminution graduelle de l'agglutinine et de la toxine, dans l'albumen; faibles quantités, dans la plantule. Dans l'albumen, l'agglutinine baisse plus vite que la toxine (on sait que l'agglutinine baisse aussi plus vite dans les solutions de pepsine chlorhydrique). — *Apparition d'une hémolysine* (peu active et moins résistante à la chaleur que l'agglutinine), vers le cinquième jour, dans la plantule et, bientôt après, dans l'albumen (formation, chez la plantule, aux dépens de l'agglutinine et passage consécutif dans l'albumen?)

Croton tiglium. — Diminution graduelle de l'agglutinine et de la lysine dans l'albumen, mais conservation de la toxine au moins pendant vingt-cinq jours (durée des expériences). — Pas d'agglutinine dans la plantule; peu de lysine, beaucoup de toxine.

[Le vieillissement des graines de croton respecte l'agglutinine, mais affaiblit l'hémolysine et la toxine.]

III. — *ANIMAUX*

La sécrétion des venins dépend, avant tout, de l'espèce; elle dépend, accessoirement, de l'âge, du climat, de la saison, de l'état de vacuité ou de réplétion du tube digestif, du régime... toutes conditions encore mal définies dans leurs effets et leur mode d'action.

D. — NATURE DES ANTICORPS

Encore moins connue, s'il est possible, que celle des toxines. Il semble cependant légitime d'admettre que les anticorps représentent des toxines (et enzymes) du « second degré », possédant toujours, en dépit de leur plus grande complexité, les deux éléments caractéristiques indiqués précédemment.

E. — MODE D'ACTION DES ANTICORPS

Selon nous, les anticorps coagulent ou décoagulent les antigènes correspondants. Par quel mécanisme? C'est ce qu'il faut établir maintenant.

I. — *COAGULATION*

Les *actions coagulantes* comprennent : l'*agglutination des cellules*, la *précipitation des albuminoïdes*, la *neutra-*

lisation des toxines (et enzymes) — phénomènes qui s'accomplissent sans le secours des alexines, contrairement aux actions lytiques.

a) AGGLUTINATION DES CELLULES.

I. — *In vitro.*

Il convient de distinguer *deux phases* : *fixation de l'agglutinine et accolement* ultérieur *des cellules.* Nous prendrons comme types les hématies.

La fixation suit la loi prévue par Bordet et formulée par Eisenberg et Volk : pour une même masse de cellules, la quantité absolue fixée se montre directement proportionnelle à la concentration de l'agglutinine; la quantité relative, inversement. Cette règle, valable dans toutes les actions d'anticorps, représente le contrepied de la loi chimique de Dalton, tandis qu'elle rappelle absolument le principe de van Bemmelen, qui régit les phénomènes d'absorption chez les colloïdes.

Les hématies, chargées d'agglutinine, n'offrent plus les mêmes conditions d'équilibre avec le milieu ambiant; quand celui-ci contient des électrolytes en quantité et qualité convenables (Bordet), elles s'accolent les unes aux autres, formant des amas de volume croissant, lesquels gagnent le fond du tube d'expérience.

[*Remarque d'ordre* absolument *général* : l'agglutination, que l'on décrit abréviativement comme un acte unilatéral, ne fait que traduire aux yeux le produit de deux facteurs : pouvoir agglutinant des sérums et agglutinabilité des cellules.]

Les auteurs n'ont pas attaché, à l'*intensité de l'action agglomérante*, l'importance qu'elle mérite réellement.

Quand on distingue entre l'agglomération incomplète et l'agglomération complète, on pense en avoir dit assez. Nullement. Le dépôt globulaire total (envisagé ici) peut être dénué de cohésion et s'émulsionner (temporairement) par la plus légère agitation; il peut aussi former une couenne, de consistance parfois très grande, que la succussion violente et prolongée désintègre très imparfaitement — un *caillot*, comme disaient Kobert et Stillmark pour la ricine. Cette intensité de l'effet coagulant dépend de la nature de l'antigène, de la « force » et de la concentration de l'anticorps, du temps de contact et de la température. Nous l'invoquerons bientôt en parlant des antitoxines.

II. — In vivo.

Les agglutinines se fixent certainement sur les cellules sensibles, comme nous l'avons déjà mentionné, mais il ne semble en résulter rien de particulier (tout au moins chez les cellules animales, envisagées ici).

b) PRÉCIPITATION DES ALBUMINOÏDES.

Remplaçons, dans ce qui précède, le mot cellules par les mots micelles albumineuses et nous aurons l'histoire entière de la précipitation. En ajoutant, il est vrai, l'entraînement *in vitro* de certains constituants protéiques du sérum précipitant, entraînement qui doit se produire aussi lors de l'agglutination.

On sait que divers enzymes (labs, *largo sensu*) coagulent les albuminoïdes; les précipitines réalisent le même phénomène, ne fut-ce qu'objectivement (enzymes du second degré).

c) NEUTRALISATION DES TOXINES.

I. — *In vitro.*

La neutralisation d'une toxine traduit, selon nous, la coagulation, rendue ou non visible, de ses particules constituantes. Dans le premier cas, le maximum de trouble observé coïncide, *grosso modo,* avec la suppression de l'effet nuisible. Dans le second, cette suppression ne s'obtient que par tâtonnements et de multiples complications surgissent, ainsi que nous allons le prouver.

On nomme *mélange neutre* celui que supporte impunément l'animal. Or, pour la même toxine et la même antitoxine, il peut exister *non point un* mélange, *mais des* mélanges satisfaisant à la définition admise — en raison des circonstances suivantes.

D'abord, le rôle de l'espèce animale choisie. Ainsi, tel complexe de toxine et antitoxine tétaniques, inoffensif chez la souris, se montrera actif chez le cobaye (Buchner); tel complexe de toxine et antitoxine diphtériques, inoffensif chez le cobaye, se montrera actif chez le lapin (Morgenroth)... l'effet nuisible représentant forcément le produit de deux facteurs : activité du poison et sensibilité de l'organisme qui le reçoit.

Puis, le rôle du temps de contact (toxine, antitoxine et espèce animale demeurant les mêmes). Ainsi, tel mélange de toxine et d'antitoxine, encore actif après une demi-heure, cessera de l'être après un temps plus long. (La coagulation des toxines rappelle donc, dans sa marche, celle des divers colloïdes.)

D'une façon générale, l'*intensité du phénomène* (cor-correspondant sans doute à la « rétraction » du complexe formé) dépend, comme pour l'agglutination : de la nature de l'antigène, de la force et de la concentration de l'anticorps, du temps de contact et de la température.

A l'intensité croissante du phénomène se trouve lié le sort de l'animal réactif (simple retard dans la mort, empoisonnement lent, absence d'accidents); d'autant plus intimement, que l'on se propose de neutraliser une masse plus grande de toxine. Les troubles locaux (eschares énormes) et généraux (cachexie progressive), qu'engendre l'administration de grandes quantités de poison incomplètement neutralisé, ne diffèrent point de ceux que l'on détermine avec les fortes doses de poison chauffé (coagulé par la chaleur), mais diffèrent totalement, quoi qu'on dise, de ceux que provoquent des quantités inframortelles de poison frais (travaux du laboratoire).

Rappelons que l'on peut empêcher, dans certains cas, la production du complexe toxine-antitoxine ou le détruire une fois formé. Morgenroth et ses collaborateurs y sont arrivés, en faisant intervenir les acides, pour le venin de cobra, l'abrine, le poison diphtérique — et leurs antitoxines respectives.

[On trouvera, dans le travail de l'un de nous sur les anticorps, nombre de détails concernant la neutralisation des toxines et sa conception théorique.]

Ce que nous venons de dire s'applique aux *hémotoxines*; chacun connaît les expériences classiques d'Ehrlich, avec la ricine et de Madsen, avec la tétanolysine (effets préventif et curatif *in vitro*). Enfin, la neutralisation des *enzymes* par leurs anticorps représente elle aussi, selon nous, un phénomène de coagulation.

II. — *In vivo.*

Les recherches *in vitro* permettent de concevoir, en gros, ce qui se passe au sein de l'organisme; on ne saurait espérer davantage actuellement.

II. — DÉCOAGULATION

Les *actions décoagulantes* comprennent : la *cytolyse*, l'*albuminolyse*, la *toxinolyse*.

a) CYTOLYSE.

I. — *In vitro.*

Nous prendrons de nouveau comme types les globules sanguins. — *Deux phases* successives, ici encore : *fixation de l'ambocepteur, laquage des hématies* (effet des compléments).

La fixation pure et simple peut se réaliser à n'importe quelle température (0°-40°), quand on emploie les sérums dépouillés de leur alexine par le chauffage (une demi-heure; 55°); avec les sérums frais, il est indispensable d'opérer vers 0°. Nous n'entrerons pas dans plus de détails, au sujet de faits universellement connus; rappelons seulement que la quantité de sensibilatrice absorbée dépend des divers facteurs déjà indiqués pour les coagulines.

Les compléments (dont la nature demeure inconnue, malgré de curieuses expériences récentes), se fixent, secondairement, sur les globules. La fixation est d'autant plus énergique que ceux-ci ont été plus « sensibilisés »

(Bordet); divers colloïdes et le citrate de soude s'y opposent (Gengou).

Comment concevoir le mécanisme de l'hémolyse? On doit, aux recherches classiques de Bordet, la notion fondamentale suivante : le complément représente la lysine vraie, mais celle-ci ne saurait « teindre » le globule tant qu'il n'a pas absorbé le « mordant » ambocepteur. Cette notion, qui traduit exactement les faits, conserve cependant un caractère demi-abstrait. Nous pensons qu'on peut aller plus loin et se figurer fort nettement le mode de dislocation des hématies, en invoquant, ici encore, l'effet des sels des métaux lourds. L'exemple qui vient suffira.

Le sérum de cobaye, incapable de dissoudre les globules homologues, les attaque sans peine quand ceux-ci ont subi l'influence du sublimé (Matthes, H. Sachs), c'est-à-dire ont formé complexe avec le sel mercurique — autrement : le sérum de cobaye, incapable de disséminer les micelles globulaires naturelles, dissémine sans peine les micelles du complexe albumino-métallique. De même, le sérum de cobaye, incapable de dissoudre les globules homologues, les attaque sans peine quand ceux-ci ont subi l'influence d'un ambocepteur convenable, c'est-à-dire ont formé complexe avec l'anticorps; — autrement : le sérum de cobaye, incapable de disséminer les micelles globulaires naturelles, dissémine sans peine les micelles du complexe « albumino-anti ». Pour le sublimé et le sérum « tout court » (car il agit encore après chauffage à 55°), l'action reste plus grossière que pour l'ambocepteur et le complément; mais les rapports entre les éléments de chaque couple sont certainement comparables, puisqu'on aboutit au même résultat final.

La « redissolution », dans un excès d'albumine, des

coagula engendrés par les sels des métaux lourds semble de prime abord une réaction de la *vieille* chimie, celle de Rose et de Mistscherlich; elle éclaire pourtant nombre de faits, anciens et nouveaux.

II. — In vivo.

In vivo comme *in vitro*, les cytolysines peuvent attaquer non seulement les hématies, mais encore d'autres cellules de l'organisme, ainsi que nous le savons. L'attaque se produit toujours de façon identique.

b) ALBUMINOLYSE.

Nous avons dit qu'elle offre *in vivo* une bien plus grande intensité qu'*in vitro*. On voit alors se produire, dans les différentes circonstances déjà indiquées (sujets activement et passivement sensibilisés, auxquels est injecté l'antigène spécifique; animaux neufs, qui reçoivent l'anticorps dirigé contre leur plasma), des effets semblables, reconnaissant un mécanisme semblable. La dislocation des protéines circulantes s'opère, *mutatis mutandis*, comme on a vu s'opérer celle des hématies. Il en résulte certainement la libération de composés albuminosiques, puisque les accidents observés sont indifférenciables des accidents engendrés par la propeptone (Biedl et Kraus, Löwit).

c) TOXINOLYSE.

Si l'on considère, avec nous, l'immunité antitoxique comme due à des coagulines, on considérera, inversement, l'hypersensibilité aux toxines comme due à des lysines; les premiers de ces anticorps diminuant la surface d'attaque (en coagulant l'élément antigène), les seconds la rendant plus grande (en la décoagulant). Les lysines spécifiques démasquent donc l'élément actif (*poison vrai*); d'où la suppression caractéristique du temps d'incubation, chez les poisons qui sont normalement les plus condensés.

La toxinolyse peut être réalisée, éventuellement, *in vitro* pour l'abrine (Haussmann) et la crotine (Jacoby); sans doute aussi pour bien d'autres toxines. Les sérums correspondants accélèrent alors soit l'agglutination des globules rouges (abrine), soit leur lyse (crotine).

F. — GENÈSE DES ANTICORPS

La formation des anticorps constitue un problème singulièrement obscur. On ignore où ils prennent naissance et, *a fortiori*, le mécanisme qui les engendre. On sait simplement que la production se trouve liée aux *trois facteurs* suivants : *antigène*, *animal* traité, *mode de traitement*. Le mode de traitement semble bien n'intervenir que comme cause favorisante ou défavorable et non comme cause déterminante; aussi le laisserons-nous de côté, pour n'envisager que les deux autres facteurs.

Les antigènes cellulaires sont certainement très complexes puisque agglutinines et lysines « associées » se rencontrent couramment; les antigènes humoraux, moins; les toxines, moins encore.

Les animaux (supérieurs) réagissent de manière fort variable aux antigènes. Tantôt ils n'élaborent aucun anticorps, tantôt ils n'en produisent qu'un seul (avec des antigènes complexes), tantôt enfin ils en fournissent plusieurs. Chez une espèce donnée, l'anticorps unique ou dominant peut ne point correspondre à l'antigène dominant, alors que tout se passe « logiquement » chez une autre espèce. Cela signifie, sans conteste, qu'aux variétés d'action du même antigène (complexe) s'opposent les variétés de réaction des divers organismes. *La genèse des anticorps représente* donc *un véritable phénomène de résonance.*

Nous venons de dire, trop simplement : tantôt les animaux n'élaborent qu'un anticorps, tantôt ils en fournissent plusieurs. De fait, la question se complique beaucoup, car, à chaque antigène administré, l'organisme peut répondre par la formation essentiellement indépendante des deux anticorps, coagulant et décoagulant (voir M. Nicolle, Abt et Pozerski).

Étudions brièvement, pour fixer les idées, la production des anticorps des cellules, des humeurs et des toxines.

I. — *ANTICORPS DES CELLULES*

Voici le résumé de recherches personnelles (M. Nicolle et Césari). Des lapins et des cobayes ont été traités, parallèlement, avec les hématies, le sérum et les cellules rénales d'espèces étrangères diverses — et les sérums de ces animaux examinés au triple point de vue hémolyse, hémo-agglutination, toxicité.

α. — *Sérums fournis par les lapins.*

Pouvoir hémolytique. — L'injection de sérums normaux provoque régulièrement la genèse d'hémolysines spécifiques (seules); l'injection de globules rouges, toujours la genèse d'hémolysines spécifiques et, presque toujours, d'hémolysines non spécifiques concomitantes, mais moins actives. L'injection de cellules rénales détermine constamment la formation d'hémolysines spécifiques et, le plus souvent, d'hémolysines non spécifiques associées (parmi celles-ci se rencontre régulièrement une hémolysine pour le mouton, d'ordinaire supérieure, comme énergie, à l'hémolysine spécifique); l'injection de rate ou de testicule de cobaye n'a engendré que l'hémolysine pour le mouton.

Pouvoir hémoagglutinant. — Bien moins fréquent que le pouvoir lytique. Il ne se forme jamais qu'une seule agglutinine. — L'injection de globules rouges provoque presque toujours la genèse de cette agglutinine (spécifique); l'injection de sérums, assez souvent la genèse d'une agglutinine, spécifique ou non; l'injection de cellules rénales, rarement la genèse d'une agglutinine (non spécifique).

Pouvoir toxique. — L'injection de globules rouges provoque régulièrement la genèse d'un anticorps-toxine bien connu et spécifique (eschare ou fort œdème, lors d'introduction sous la peau; phénomènes généraux du type I, lors d'introduction dans les veines — voir plus haut). Nous savons que l'hémolysine associée, dont les effets *in vivo* s'ajoutent à ceux de la toxine, doit être considérée comme distincte de celle-ci. — L'injection de certains antigènes (hématies et sérum de mouton, rein et testicule de cobaye, rein de cheval) provoque la genèse d'un anticorps-toxine spécial (Dörr et Pick, M. Nicolle et Césari), dirigé contre le cobaye (eschare, lors d'introduction sous la peau; phénomènes généraux du type 3, lors d'introduction dans les veines — voir plus haut). Nous savons que l'hémolysine associée (pour le mouton) doit être considérée comme distincte de la toxine (pour le cobaye).

β. — *Sérums fournis par les cobayes.*

Pouvoir hémolytique. — L'injection de globules rouges provoque régulièrement la genèse d'hémolysines spécifiques et, le plus souvent, d'hémolysines non spécifiques, volontiers aussi actives (une seule hémolysine non spécifique, dans nos expériences). L'injection de sérums ou de cellules rénales provoque ou non (ãã) la genèse d'hémolysines spécifiques, ordinairement de même force (une seule hémolysine non spécifique).

Pouvoir hémoagglutinant. — Plus rare que le pouvoir lytique. Ici encore, une seule agglutinine. — L'injection de globules rouges provoque le plus souvent la genèse de cette agglutinine (spécifique); l'injection de sérums, rarement la genèse d'une agglutinine (non spécifique); l'injection de cellules rénales, jamais.

Pouvoir toxique. — L'injection de globules rouges provoque régulièrement la genèse d'un anticorps-toxine bien connu et spécifique (type 1).

γ. — *Conclusions.*

Hémolysines. — Le lapin en forme avec tous les antigènes; il en forme souvent plusieurs à la fois. — Le cobaye n'en produit pas toujours (loin de là) et en produit moins à la fois; il ne réagit point constamment de la même façon que le lapin. — D'une manière générale (lapin et cobaye) : tantôt on ne rencontre dans le sérum que la lysine spécifique; tantôt, l'accompagnent 1, 2, 3 lysines non spécifiques; rarement, 1, 2 lysines non spécifiques apparaissent seules.

Hémoagglutinines. — Le lapin forme moins volontiers des agglutinines que des lysines; le cobaye encore moins volontiers et de façon souvent très différente. Nous n'avons jamais rencontré qu'une seule agglutinine (spécifique ou non). — Ceux de nos sérums (lapin et cobaye) qui possédaient à la fois agglutinine et lysine (*vel* lysines) offraient : soit le couple agglutinine et lysines spécifiques (avec ou sans 1, 2, 3 lysines non spécifiques associées), soit le couple agglutinine non spécifique et lysine spécifique (avec ou sans une lysine non spécifique, qui ne correspondait pas forcément à l'agglutinine non spécifique).

Toxines. — Le lapin en fournit de deux sortes, le cobaye d'une seule (type 1).

II. — *ANTICORPS DES HUMEURS*

Nous continuons à résumer nos recherches personnelles (mêmes animaux et mêmes antigènes que précédemment).

α. — *Sérums fournis par les lapins.*

Pouvoir précipitant. — L'injection de globules rouges demeure inefficace ou n'engendre qu'une faible précipitine (spécifique). L'injection de sérums engendre des précipitines énergiques et spécifiques (nous ne possédons aucun document original sur les précipitines associées, qu'ont décrites divers auteurs). L'injection de cellules rénales engendre exceptionnellement une précipitine très peu active (spécifique).

Pouvoir toxique. — L'injection de sérums provoque régulièrement et provoque seule la genèse d'un anticorps-toxine spécifique (type 2), dont les effets ont été étudiés plus haut.

β. — *Sérums fournis par les cobayes.*

Pouvoir précipitant. — Rare et faible, mais spécifique ; observé avec les seuls sérums.

Pouvoir toxique. — N'a jamais été constaté jusqu'ici.

γ. — *Conclusion.*

Le lapin, traité par les sérums, se montre très précipitogène, le cobaye très peu. Le lapin fournit aisément, semble-t-il, des albuminolysines énergiques, le cobaye très difficilement (sinon pas du tout).

ANTICORPS DES TOXINES

On doit, à l'importance pratique des sérums antitoxiques, certaines observations minutieuses et prolongées dont voici, en bref, les résultats.

Les antitoxines sont strictement spécifiques (seule exception : les anticorps des hémolysines venimeuses — *vide supra*). — Toutes les espèces animales ne permettent pas également l'obtention de telle d'entre elles ; dans la même espèce, les divers individus se comportent de façon fort variable. — L'activité des sérums, chez les sujets en hyperimmunisation continue, commence par croître, demeure ensuite plus ou moins longtemps stationnaire (selon la nature de la toxine, l'espèce et l'individu considérés, le mode de traitement), puis décroît. Exemple : Truche, immunisant des chèvres avec la ricine, vit le maximum de puissance des sérums coïncider avec l'injection globale de 3 grammes de toxine; le fléchissement était déjà net quand il arriva à 12 grammes. — Après chaque injection, on observe successivement, dans le sang de l'animal traité : une chute rapide du titre antitoxique, une ascension et une descente progressives, un « plateau » plus ou moins allongé (Madsen).

Nous savons que, chez les sujets en immunisation continue, l'hypersensibilité accompagne souvent (peut-être toujours) la haute résistance acquise. Quand on pourra obtenir, à son gré, la seule hypersensibilité, on obtiendra, *ipso facto*, des sérums purement toxinolytiques.

Ici se placerait l'histoire des *anticorps naturels*, s'il était possible de l'écrire. M. Nicolle, approfondissant le phénomème de l'autolyse, dut admettre que toute cellule produit des anticorps — agents de son métabolisme au même titre que les enzymes (et, ajouterons-nous, les toxines, nuisibles seulement pour les organismes ou éléments étrangers). La sécrétion des anticorps normaux, contenus dans les sérums, ne représenterait donc qu'un cas particulier de cette fonction, universellement répandue.

TABLE DES MATIÈRES

CHAPITRE I

Pages.

CHAPITRE II

EFFETS DES TOXINES « SOLUBLES »

CHAPITRE III

EFFETS DES TOXINES « SOLIDES »

CHAPITRE IV

IMMUNITÉ, SENSIBILITÉ ANORMALE ET HYPERSENSIBILITÉ, VIS-A-VIS DES TOXINES

CHAPITRE V

CHAPITRE VI

TOXINES PARTIELLES 73

CHAPITRE VII

VUE D'ENSEMBLE SUR LES ANTICORPS 77

CHAPITRE VIII

« ANTICORPS-TOXINES »

CHAPITRE IX

CONCEPTION GÉNÉRALE DES TOXINES ET DES ANTICORPS

313-19 — Coulommiers. Imp. Paul BRODARD. — 7-19

www.ingramcontent.com/pod-product-compliance
Ingram Content Group UK Ltd.
Pitfield, Milton Keynes, MK11 3LW, UK
UKHW020323180726
13839UKWH00002B/525